AF204948

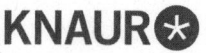

ALEX WU

WIE DER KÖRPER SICH SELBST HEILT

Eine verblüffend
einfache Gebrauchsanweisung
aus der chinesischen Medizin

Aus dem Englischen
von Jochen Lehner

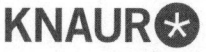

Die chinesische Originalausgabe erschien 2005 unter dem Titel
»The User's Manual for the Human Body« bei
Guangzhou Shengya Culture Communication Co. Ltd, China.

Besuchen Sie uns im Internet:
www.knaur.de

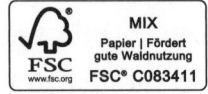

Original-Taschenbuchausgabe Mai 2018
© 2005 by Alex Wu
© 2018 Knaur Verlag
Ein Imprint der Verlagsgruppe
Droemer Knaur GmbH & Co. KG
Maria-Luiko-Straße 54, 80636 München
Alle Rechte vorbehalten. Das Werk darf – auch teilweise – nur mit
Genehmigung des Verlags wiedergegeben werden.
Die Nutzung unserer Werke für Text- und Data-Mining
im Sinne von § 44b UrhG behalten wir uns explizit vor.
Redaktion: Anke Schenker
Covergestaltung: ZERO Werbeagentur, München
Alle Abbildungen im Innenteil von Alex Wu außer:
S. 30, 71, 72, 74, 80, 82: le-tex publishing services GmbH nach Alex Wu;
S. 132: larswieser – stock.adobe.com; S. 158: FinePic;
Silhouette mit Meridianen: ensiferum / Shutterstock.com;
Ornament: Katja Gerasimova / Shutterstock.com
Satz: Adobe InDesign im Verlag
Druck und Bindung: CPI books GmbH, Leck
ISBN 978-3-426-87809-5

Kontaktadresse nach EU-Produktsicherheitsverordnung:
produktsicherheit@droemer-knaur.de

8   10   12   11   9

Viele chronische Krankheiten
entstehen durch einen
falschen Umgang mit dem Körper.
Was wir brauchen,
sind keine wundersamen Therapien,
sondern eine
korrekte Gebrauchsanweisung
für den menschlichen Körper.

Alex Wu

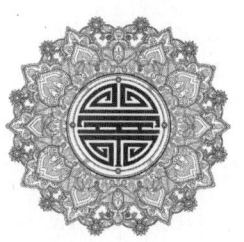

Inhalt

Basis der TCM
ist der Vergleich
des menschlichen Körpers mit
bekannten Naturphänomenen.

Alex Wu

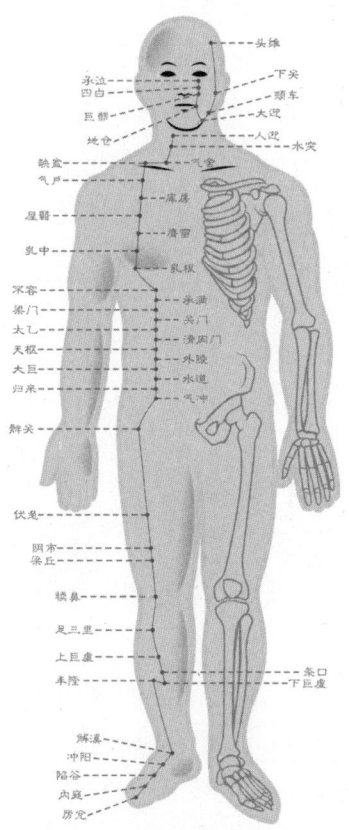

Einleitung

Sind Sie bereit für ein Leben von mehr als hundert Jahren?

Vor einiger Zeit habe ich einen dreiundneunzigjährigen Freund im Krankenhaus besucht. Er lag zusammen mit zwei anderen Patienten in einem Zimmer, der eine neunzig, der andere vierundneunzig Jahre alt. Ich staunte. Wenn ich in meiner Kindheit in Tainan, einer Stadt im südlichen Taiwan, an einer Bestattung teilnahm, ging es meist um Leute, die noch keine achtzig waren. Wer damals über siebzig wurde, bekam anerkennende Worte über sein hohes Lebensalter zu hören, während es heute völlig normal ist, dass man achtzig oder neunzig oder noch älter wird. Aber ist das wirklich ein gesegnetes Alter? Wenn ich mir Leute in mittleren Jahren ansehe, finde ich kaum jemanden, der nicht an irgendeiner chronischen Krankheit leidet, sei es hoher Blutdruck, Typ-2-Diabetes, Gicht oder auch etwas weniger Gravierendes wie Gedächtnisschwäche oder Arthritis.

In meiner Altersgruppe scheint es normal zu sein, dass man von irgendwelchen Malaisen geplagt wird. Die Zahlen der *Centers for Disease Control and Prevention,* einer

Bundesbehörde des US-Gesundheitsministeriums, besagen sogar, dass ungefähr die Hälfte der Erwachsenen in den USA – und das wären um die 162 Millionen – an chronischen Beschwerden leidet und jeder vierte Erwachsene zwei oder mehr solcher Beschwerden hat. In den meisten Fällen werden sich diese chronischen Krankheiten mit den Jahren verschlimmern, die Betroffenen werden für den Rest ihres Lebens von Medikamenten abhängig sein. Das können schon mal vierzig bis sechzig Jahre des Ringens mit Krankheiten sein. Ein erschreckender Gedanke.

Im 20. Jahrhundert ist die durchschnittliche Lebenserwartung weltweit drastisch gestiegen. Um 1900 lag sie in den USA und den meisten entwickelten Ländern für Männer und Frauen bei etwa fünfzig Jahren. Bis 2014 stieg sie in den USA bei Männern auf 77,4 und bei Frauen auf 82,2 Jahre, und in mehr als dreißig Ländern lag sie bei über achtzig Jahren. Besonders erstaunlich: Die Zuwachsrate ist seitdem nicht wesentlich zurückgegangen, weshalb wir davon ausgehen können, dass die durchschnittliche Lebenserwartung in den kommenden Jahren weiter steigen wird. Gut möglich, dass die jetzt unter Fünfzigjährigen weit über achtzig oder neunzig Jahre alt werden und die Lebenserwartung dann ebenfalls über neunzig klettert. Über hundert Jahre alt zu werden wird dann keine Seltenheit mehr sein, nicht mehr hohes Ziel, sondern Normalität.

Vor diesem Hintergrund wird es wichtig für uns alle, eine so hohe Lebensqualität sicherzustellen, dass wir die zusätzlichen Jahre dann auch genießen können. Je nach gesundheitlicher Verfassung können die gewonnenen Jahre entweder eine Verlängerung der jugendlichen Frische sein oder den zermürbenden täglichen Kampf um die Aufrechterhaltung des Lebens durch Medikamente und andere Mittel bedeuten.

Nehmen wir etwa jemanden, der von akuter Gicht betroffen ist und ständig Schmerzen leidet, von den Bewegungseinschränkungen ganz zu schweigen. Sich draußen im Freien zu vergnügen wird für diesen Menschen zu einer fernen Erinnerung. Alles, was täglich zu tun ist und bisher mühelos war, wird jetzt zur schmerzhaften Herausforderung. Oder nehmen wir jemanden mit fortgeschrittenem Typ-2-Diabetes, der sich sehr bewusst ernähren und ständig den Blutzucker kontrollieren muss und dabei auch noch erhebliche Komplikationen zu fürchten hat. Kurz, es ist sehr wichtig, dass wir uns schon in jungen Jahren um gesunde Lebensgewohnheiten bemühen, damit die zusätzlichen Jahre ein Vergnügen werden und wir unser Leben wirklich ausschöpfen können. Wenn wir künftig mit einer hohen Lebenserwartung zu rechnen haben, kann es nicht mehr nur darum gehen, sehr alt zu werden.

Das Renteneintrittsalter liegt heute in den meisten entwickelten Ländern bei zwischen sechzig und fünfundsechzig Jahren, und diese Festlegung stammt aus einer Zeit, als die durchschnittliche Lebenserwartung in diesen Ländern bei etwa siebzig Jahren lag. Das heißt, dass ein fünfundsechzigjähriger Rentner mit durchschnittlich fünf Jahren Ruhestand rechnen konnte, bevor er starb. So stellte man sich in den meisten Gesellschaften den Lebensabend vor. Wenn nun die Lebenserwartung steigt und die Zahl der Jahre nach dem Renteneintritt zunimmt, muss sich auch unsere Haltung dazu ändern. Es geht ja nicht nur um die Frage, wie ein erfülltes Leben im Rentenalter aussehen soll, ob man in diesen Jahren über genügend Geld verfügt oder einen Partner hat, mit dem man in liebender Zweisamkeit diese Zeit verbringt, sondern der wichtigste Gesichtspunkt wird unsere Gesundheit sein.

Wenn ich mir die älteren Menschen in meiner Umgebung ansehe oder mit ihnen spreche, zeigt sich immer wieder, dass die ältesten unter ihnen nicht unbedingt ihr Leben lang gesund waren. Im Gegenteil, viele haben chronische Krankheiten, die schon vor Jahrzehnten festgestellt wurden und die sie seither zur Einnahme von Medikamenten zwingen. Ich sehe darin eine der vielen anerkennenswerten Leistungen der modernen Medizin: dass Menschen trotz gravierender Krankheiten sehr alt werden können. Das ist zweifellos eine Errungenschaft, aber nicht unbedingt erstrebenswert, wenn man es mehr auf Lebensqualität als auf die Zahl der Jahre anlegt.

Wenn wir uns also unsere Gesundheit und Jugendlichkeit so lange wie möglich erhalten wollen, sollten wir uns mit Methoden der generellen Verbesserung unserer Gesundheit befassen. Dabei wird es mehr um Vorbeugung gehen als um die Bekämpfung bereits aufgetretener Symptome mit Medikamenten. Wenn wir rechtzeitig umdenken und eine gesunde Lebensweise wählen, ist es gar nicht so schwierig, die Alterung zu verlangsamen und chronische Krankheiten zu vermeiden.

Traditionelle Chinesische Medizin
gestern und heute

Schon in meiner Jugend in Taiwan faszinierte mich die Geschichte von König Midas, der alles, was er berührte, in Gold zu verwandeln vermochte. Jahrhundertelang mühten sich die Naturkundigen, diesen Mythos Realität werden zu lassen. Die Alchemisten waren darauf aus, unedle Metalle in Gold zu verwandeln, und das wurde im Mittelalter zur treibenden Kraft für die Entwicklung der Naturwissenschaften. Im fernen Osten jedoch nahm die wissenschaftliche Forschung eine andere Richtung: Den Kaisern Chinas ging es weniger um Reichtum als um ewiges Leben, ewige Jugend.

Was sich daraus entwickelte, kennen wir heute als Traditionelle chinesische Medizin oder TCM. Kern der TCM ist eine Philosophie, in welcher der menschliche Körper mit einem Universum verglichen wird. Yin und Yang sowie die fünf Elemente sind die beherrschenden Prinzipien dieses Universums. Diese uralte chinesische Philosophie wurde im Westen erst im Laufe des vorigen Jahrhunderts bekannt, doch da ihr eine naturwissenschaftliche Basis nach abendländischem Verständnis fehlt, wurde sie im Westen und sogar in China von vielen als pseudowissenschaftlich abqualifiziert.

Mit dem Aufkommen des Internets sind Grundkenntnisse in Informationstechnologie unter gebildeten Menschen zur Selbstverständlichkeit geworden. Wenn wir die alten TCM-Theorien von dieser Warte aus noch einmal neu betrachten, können wir sie auf neue und tiefere Art verstehen. Die Lehre von Yin und Yang und die Theorie der fünf Elemente waren, vereinfachend gesagt, Beschreibungen komplexer Systeme in einer Zeit, in der wissenschaftliche Instrumente und Datenverarbeitung noch unbekannt waren.

Basis der TCM ist der Vergleich des menschlichen Körpers mit bekannten Naturphänomenen. In der Entstehungszeit der TCM gab es die Möglichkeit noch nicht, ein komplexes System zu entwickeln, das den menschlichen Körper zu repräsentieren vermochte. So entstand stattdessen die Fünf-Elemente-Lehre. Die Beziehungen zwischen diesen fünf Elementen – Holz, Feuer, Erde, Metall und Wasser – waren damals Gemeingut, und es lag nahe, diese Beziehungen zur Beschreibung des menschlichen Körpers zu nutzen. Mit den technischen Kenntnissen und dem Systemverständnis unserer Zeit können wir heute anders vorgehen und brauchen uns nicht mehr an die eher primitiven alten Methoden zu halten. Die Lehren der TCM lassen sich in eine moderne Terminologie kleiden, die für Menschen unserer Zeit leichter zugänglich ist. Und darum geht es in diesem Buch: solch eine Brücke zwischen Vergangenheit und Gegenwart zu schlagen.

Nach Jahren des Studiums der chinesischen Medizin kam ich zu dem Schluss, dass der Niedergang unserer Körperenergie (Blut und Qi, dazu mehr im 2. Kapitel) mit dem falschen Gebrauch unseres Körpers zusammenhängt, insbesondere mit falschem Schlafverhalten, falscher Lebensweise, falscher Ernährung und falschem Umgang mit Krankheiten. Mangel an Körperenergie oder Lebenskraft führt zu chronischen Krankheiten aller Art.

Schon immer hofften Menschen mit chronischen Krankheiten auf den Tag, an dem endlich eine Wunderkur für ihre Beschwerden entdeckt wird. Das ist keine sehr realistische Hoffnung. Wir können jedoch die Energie unseres Körpers durch eine gesunde Lebensweise und zutreffende Gesundheitsregeln auffrischen. Mehr Körperenergie sorgt für bessere Selbstheilungs- und Regenerationskräfte, und die sind unsere besten Mittel gegen chronische Krankheiten.

Die Geschichte dieses Buches

Die Traditionelle Chinesische Medizin blickt auf eine Jahrtausende umspannende Geschichte zurück. Sie umfasst eine komplexe Pflanzenheilkunde, die Akupunktur und eine ganze Reihe von Anwendungen im Bereich der Massagetechniken. Die meisten TCM-Theorien sind jedoch aus antiken chinesischen Schriften abgeleitet und deshalb schwer für Menschen zu übersetzen, die die Sprache nicht beherrschen. Selbst Menschen, die fließend Chinesisch sprechen, erfassen die volle Bedeutung nur mit Mühe.

Ich bin einen ziemlich ungewöhnlichen Weg zur TCM gegangen. In meinen jüngeren Jahren habe ich als Maschinenbau- und Computer-Ingenieur gearbeitet. Es folgten viele Jahre als Anlageberater und dann als Manager eines multinationalen Unternehmens. Und so erfolgreich ich in diesem Metier auch war, die Arbeit erwies sich auf die Dauer als ermüdend, und der ständige Druck untergrub meine Gesundheit. Schon mit achtundvierzig Jahren plagte ich mich mit allerlei chronischen Beschwerden wie starkem Haarausfall, allergischem Schnupfen und hartnäckiger Schlaflosigkeit. Das alles war nicht lebensbedrohend, schränkte aber die Lebensqualität ein und gab mir Anlass, um meine langfristige gesundheitliche Verfassung zu bangen. Ich versuchte es zuerst mit der modernen Medizin, musste aber feststellen, dass man hier eher die Symptome behandelt und diese Methoden nicht auf die Heilung meiner Gesundheitsstörungen abzielten.

Als man mir mitteilte, ich würde für den Rest meines Lebens Medikamente nehmen müssen, war ich außer mir. Zum Glück lernte ich in dieser Zeit eine TCM-Praktizierende und Massagetherapeutin in Schanghai kennen. Während der Behandlungen erläuterte sie mir die Grundzüge der TCM. Und der Behandlungserfolg öffnete mir die Augen für das Heilungspotenzial der TCM bei besonders beschwerlichen chronischen Leiden. Ich habe etliche Jahre dem Studium der chinesischen Medizin gewidmet, und aus dem Tagebuch, das ich dabei führte, wurde schließlich die erste Fassung dieses Buches.

2002 schloss ich die chinesische Fassung dieser »Gebrauchsanweisung« für den menschlichen Körper ab. Ich hatte nicht vor, sie als Buch zu veröffentlichen, sie blieb eine Textdatei unter vielen anderen auf meinem Computer. Meine besten Freunde wussten von meinem Interesse an der TCM und wollten immer wieder mal meine Meinung zu ihren eigenen Gesundheitsproblemen hören. Die waren meist chronischer Art, und anstatt nun die ganze Diskussion immer wieder neu aufzurollen, schickte ich ihnen einfach das Manuskript, das ich auf dem Computer hatte, und forderte sie auf, sich über meine Ideen Gedanken zu machen. Irgendwann fragte mich einer dieser Freunde, ob er es an Freunde weitergeben dürfe. Ich war sofort einverstanden, schließlich hatte ich es verfasst, um meine Vorstellungen mitzuteilen.

Ich dachte längst nicht mehr daran, dass mein Buch online weitergereicht wurde, bis ich 2005 mit einer neuen Bekannten Visitenkarten tauschte und sie sich beim Blick auf meinen Namen freudig überrascht zeigte. Sie war Inhaberin eines Restaurants und sagte, sie lese gerade mein Buch. Damit wusste ich erst einmal nichts anzufangen, ich hatte ja noch kein Buch veröffentlicht. Mein einziges »Buch« befand sich in Gestalt einer Datei auf meinem Computer. Sie zog einen gut gefüllten Ordner aus ihrer Handtasche – auf dem Umschlag standen der Titel meines Buches und mein Name. Nach beidem startete ich am Abend daheim eine Online-Suche und stellte fest, dass mein Buch auf Hunderten chinesischer Websites zum Download bereitstand. Wie sich weiterhin herausstellte, gehörte es zu den am häufigsten heruntergeladenen E-Books des Jahres.

Es dauerte dann nicht mehr lange, bis mehrere Verlage bei mir vorsprachen. Mein Buch erschien Mitte 2005 in Taiwan und 2006 in China. Wegen seiner Online-Popularität verkaufte es sich vom Fleck weg sehr gut und erreichte schon 2007 die Eine-Million-Marke, ein neuer Rekord für Gesundheitsbücher in China. Normalerweise unterbinden die Verlage bei veröffentlichten Büchern aus Sorge vor finanziellen Einbußen die kostenlose Online-Verbreitung, aber meins blieb auch weiterhin online verfügbar. Der Erfolg machte es im chinesischen Verlagswesen zu einem viel beachteten Beispiel für unkonventionelles Marketing.

Nach überwältigend positiven Reaktionen der chinesischen Leserschaft erschien gegen Ende 2007 die koreanische Fassung und 2009 die japanische. Viele Menschen haben es durch das Verständnis der Grundbegriffe und der Anwendung der Methoden zu einem gesünderen Leben gebracht. Ich hoffe, das Buch wird bald in viele weitere Sprachen übersetzt, sodass noch mehr Menschen gesundheitlich davon profitieren.

Unser körpereigenes
Selbstheilungssystem
funktioniert ähnlich
wie ein Virenscanner.

Alex Wu

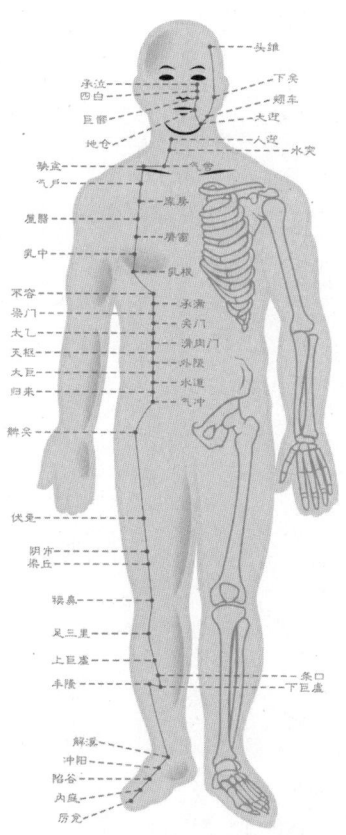

1

Aus der Sicht
eines Produktdesigners

Als mein Buch auf Chinesisch erschien, befragten mich etliche meiner Freunde wegen des Titels. »Gebrauchsanleitung« oder »Gebrauchsanweisung« ist im Titel von Büchern über eine gesunde Lebensweise durchaus üblich. Im Laufe meines Studiums der chinesischen Medizin bekam ich den Eindruck, dass sie den menschlichen Körper mit den Augen eines Produktdesigners betrachtet. Da die Gebrauchsanleitung für gewöhnlich vom Entwickler eines Produktes verfasst wird, kam ich zu dem Schluss, dass der Begriff im Titel erscheinen sollte. Wenn man die Ursachen chronischer Krankheiten aus dieser Perspektive betrachtet und analysiert, ergeben sich oft neue mögliche Ursachen und daraus wieder neue Lösungen, die sonst schwer zu finden gewesen wären.

Mit Anfang zwanzig war ich Forschungs- und Entwicklungsingenieur. Wenn ich irgendein Produkt fertigungsreif gemacht hatte, musste eine Gebrauchsanweisung verfasst werden. Und da ich es entwickelt hatte, gehörte ich sicher zu den wenigen, die dazu in der Lage waren. Als ich zum ersten Mal *Kanon des Gelben Kaisers über Innere Medizin* las, einen der ältesten und wichtigsten Texte der TCM, stellte ich erstaunt fest, dass das Werk in seiner Anlage viel von einem Benutzerhandbuch hatte. Es beginnt mit einer Darstellung der Lebensumwelt des menschlichen Körpers und zeigt dann auf, wie wir in dieser Umwelt leben sollen. Der Ansatz ist wirklich der einer Gebrauchsanweisung, der man entnimmt, wie das »Produkt« zu benutzen ist. Danach werden der Körper selbst und seine Funktionen dargestellt, wie auch ein Benutzerhandbuch die »Features« eines Produktes im Einzelnen durchgeht. Wir erfahren hier, wie man im Einklang mit den vier Jahreszeiten leben kann. Die Nichtbeachtung einer Gebrauchsanweisung kann bekanntlich zum Versagen des Produktes führen, und in diesem Sinne erörtert der alte chinesische Text sehr ausführlich die Diagnose und die Behandlung von Krankheiten.

Nun ist der *Kanon des Gelben Kaisers über Innere Medizin* natürlich nicht vom Entwickler des »Produktes« verfasst worden, betrachtet den menschlichen Körper aber doch aus dieser Perspektive. Wenn wir uns die moderne Medizin unter diesem Gesichtspunkt ansehen, gehen ihre Diagnosen von der Anatomie aus und beziehen von dort aus wiederholte Symptom-Beobachtungen ein. Es handelt sich also eigentlich um eine aus der »Nutzer«-Perspektive erstellte Diagnose. Da diese beiden Diagnoseverfahren so grundsätzlich verschieden sind, ergeben sich daraus völlig verschiedene Philosophien und Methoden der Behandlung.

Für mich als ehemaligen Entwicklungsingenieur ist es ganz natürlich, alle Dinge – auch den menschlichen Körper – unter Designgesichtspunkten zu betrachten. Wenn es um Krankheit oder Befindlichkeitsstörungen geht, frage ich mich deshalb immer zuerst: »Wenn ich der Entwickler dieses Körpers wäre, wie hätte ich ihn angelegt, damit er mit diesem Problem fertigwerden kann?«

Bei der Konstruktion eines Computers muss man von vornherein die Instandhaltung berücksichtigen und sich überlegen, welche Standardverfahren gleich mit eingebaut werden sollen. Ohne solche Wartungsverfahren wird ein Computer nicht lange funktionieren. Moderne Computer verfügen über etliche Werkzeuge der Selbstdiagnose und Selbstreparatur, mit denen Funktionsausfälle verhindert werden können. Da ein menschlicher Körper im Allgemeinen viel länger hält als ein durchschnittlicher Computer, kann man davon ausgehen, dass er ein hochintelligentes, sehr fein abgestimmtes System der Selbstheilung mitbringt.

Die moderne wissenschaftliche Medizin und die chinesische Medizin setzen das Selbstheilungssystem des Körpers ganz unterschiedlich ein. Auch die moderne Medizin spricht von der Selbstheilungskraft des Körpers, doch das ist ein eher oberflächliches Bekenntnis, denn die tatsächlichen Behandlungsmethoden machen davon nur selten Gebrauch. Bei Krankheiten nimmt man hier eher an, dass das Selbstheilungssystem des Körpers nicht richtig funktioniert oder mit der Krankheit einfach überfordert ist. Wenn man das weiterdenkt, kann man nur zu dem Schluss kommen, dass es zur Überwindung einer Krankheit äußerer Mittel bedarf.

Das wird in der chinesischen Medizin ganz anders gesehen. Man geht bei jeder Krankheit davon aus, dass der Körper äußerst intelligent reagiert und eine hohe Widerstandskraft gegen Funktionsstörungen besitzt. Ein TCM-Arzt nimmt angesichts einer Krankheit nicht an, das

Selbstheilungssystem des Körpers sei überwältigt worden und besiegt, sondern er versteht die Symptome als Anzeichen eines bestens funktionierenden Selbstheilungssystems. Vielleicht wirkt der Unterschied nicht gar so groß, aber die Heilungsansätze, die sich daraus ergeben, könnten unterschiedlicher nicht sein. Der eine Arzt sieht ein Versagen des Körpers, der andere erkennt in den Symptomen die Funktionsfähigkeit des Körpers, und natürlich gehen sie dann bei der Behandlung ganz unterschiedlich vor.

Nehmen wir einmal an, die Behandlung einer körperlichen Krankheit sei der Entfernung eines Computervirus ähnlich. Bei einem Computervirus haben wir grundsätzlich zwei Möglichkeiten des Vorgehens. Wir können die befallene Datei von Hand suchen und dann löschen, oder wir überlassen die Arbeit einem Virenscanner, der die infizierte Datei automatisch löscht. Der Ansatz der modernen Medizin hat etwas von der ersten Vorgehensweise, die mühsam und umständlich ist und oft nicht zum gewünschten Erfolg führt. Viren nisten sich so blitzschnell ein, dass man sie unmöglich auf diesem umständlichen Weg wieder loswerden kann. Viel bessere Ergebnisse erzielt ein im Computer selbst installiertes Virenprogramm. Unser körpereigenes Selbstheilungssystem funktioniert ähnlich einem solchen Virenscanner. Wir müssen nur dafür sorgen, dass er einwandfrei funktioniert und seine Arbeit verrichten kann.

Könnte es nicht sein, dass der »Konstrukteur« des menschlichen Körpers bereits alles eingebaut hat, was für die Überwindung von Krankheiten aller Art nötig ist? Die moderne Medizin glaubt nicht an den Einsatz dieser Instrumente. Stattdessen agieren die Ärzte wie Computertechniker, die kein Virenprogramm einsetzen, sondern mit ihrem begrenzten Wissen an Problemen laborieren, die nicht einmal sie verstehen. Vielleicht gibt es deshalb so viele chronische Krankheiten, für die niemand eine Kur weiß. Und vielleicht schießen die Kosten der Gesundheitsversorgung daher in astronomische Höhen.

Könnten wir herausfinden, was für nützliche »Software« unser Körper mitbringt, vielleicht hätten wir dann mit deren Anwendung etwas tatsächlich Wirksames gegen chronische Krankheiten in der Hand. Bedenken wir also bei der Pflege und Versorgung unseres Körpers immer, dass er bereits über ein Selbstheilungssystem verfügt und mit den meisten Schäden und Krankheiten selbst zurechtkommt. Dann kommt es nur noch darauf an, wie wir dieses System in Gang setzen.

Das Selbstheilungssystem des Körpers vermag wirklich eine Menge. Es kann unsere Organe wieder ins Gleichgewicht bringen, wenn dieses Gleichgewicht gestört ist, es kann beschädigte Teile reparieren oder sogar austauschen. Der Körper stellt sich selbst Diagnosen. Er sorgt für die richtige Verteilung der Energie, er weiß bei jedem Organ den richtigen Zeitpunkt für seine Reparatur. Um dieses System zu aktivieren, sind neben gutem Schlaf nur genügend Blut und Qi erforderlich. Der Großteil der körperlichen Heilungsprozesse findet in der Nacht statt, wenn Sie schlafen, denn nur wenn das Gehirn schläft, verfügt der Körper über die dazu erforderliche Energie.

In absehbarer Zukunft wird es Methoden der Heilung geben, die sich dieses körpereigene Selbstheilungssystem zunutze machen, und die Erfolgsaussichten dieser neuen Ansätze werden sehr hoch sein.

Der westliche und der östliche Ansatz – ein Vergleich am Beispiel der Gicht

Gicht ist eine chronische Krankheit, von der rund vier Prozent der Amerikaner betroffen sind, und wie bei den meisten chronischen Krankheiten gibt es noch keine Heilungsmethode. Die derzeitigen Behandlungsmöglichkeiten zielen auf die Linderung der Symptome eines akuten Anfalls ab. Die Symptome kehren jedoch zurück und zeigen eine deutliche Tendenz, mit der Zeit immer schlimmer zu werden. Nachdem wir die beiden Ansätze schon grundsätzlich verglichen haben, möchte ich die Überlegenheit der TCM-Behandlung am Beispiel der Gicht aufzeigen.

Führen wir uns zunächst vor Augen, was Gicht eigentlich ist. Eine der in unserem Blut vorkommenden Säuren ist die Harnsäure. Bei steigendem Spiegel kristallisiert die Säure irgendwann aus. Zu Gichterscheinungen kommt es, wenn diese Kristalle in Gelenken und Sehnen abgelagert werden, wodurch es zu Gelenkschwellungen kommt. Das verursacht Schmerzen und kann schließlich dazu führen, dass der Patient die betroffenen Gelenke nicht mehr bewegen und belasten kann. Die schulmedizinische Behandlung strebt jetzt zweierlei an: 1) die Entzündung in den betroffenen Regionen zu reduzieren und 2) den Harnsäurespiegel des Blutes zu senken, damit es nicht zu weiteren Anfällen kommt. Der erste Schritt gelingt auch ganz gut, aber wir haben noch keine wirksame Methode zur Senkung des Harnsäurespiegels im Blut. Deswegen kommt es immer wieder zu Gichtanfällen.

Die TCM sucht einen grundsätzlich anderen Zugang. Sie nimmt gleichsam wieder den Entwickler-Standpunkt ein und setzt voraus, dass die Gichtentzündung zu den Selbstheilungsbemühungen des Körpers gehört. Mit der Entzündung versucht der Körper also, das Problem der Ablagerung von Harnsäurekristallen in den Griff zu bekommen. Wir wissen, dass feste Stoffe nicht im Blutstrom verbleiben können, sondern der Körper sie irgendwo im Gewebe einlagern muss. Und im Fall der Harnstoffkristalle sind das bevorzugt die Gelenke. Die scharfkantigen Kristalle verletzen dann das Gewebe um die Ablagerungsstelle, und so entstehen Entzündungen und andere Beschwerden. Wenn der Körper das bereinigen möchte, muss er die Kristalle irgendwie entfernen, und da er sie in fester Form nicht dem Blutstrom übergeben kann, muss er sie transportfähig machen. Dazu umgibt er die Kristalle mit Körperflüssigkeit, in der sie sich auflösen sollen. Diese Ansammlung von Körperflüssigkeit führt dann zu Schwellungen, und die erzeugen zwar Beschwerden, sind aber entscheidend wichtig für die Heilung.

Die größte Hürde in diesem Heilungsprozess stellt die mit Gicht verbundene Entzündung dar, die, wie gesagt, durch die scharfkantigen Kristalle verursacht wird. Die Schulmedizin setzt jetzt entzündungshemmende Stoffe wie Colchicin und Corticosteroide ein, die zwar den Entzündungsschmerz lindern, aber das Problem der Ablagerung von Harnsäurekristallen nicht lösen. Dem Patienten geht es erst einmal besser, aber wenn der Körper dann wieder versucht, die Kristalle durch vermehrte Flüssigkeitszufuhr aufzulösen, treten die Schwellungen und Schmerzen erneut auf. Da die Kristalle jedoch wegen der entzündungshemmenden Maßnahmen nie abtransportiert werden, wachsen sie mit der Zeit immer weiter, bis sie schließlich operativ entfernt werden müssen (siehe Abb. 1).

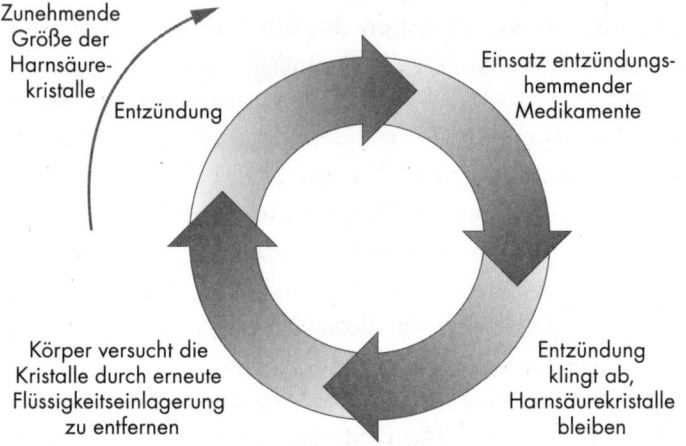

Abb. 1: Gichtbehandlung in der modernen Medizin

Die Traditionelle Chinesische Medizin betrachtet die Schwellung und Entzündung dagegen als Anzeichen der Heilungsbemühungen des Körpers, und danach richtet sich hier auch die Behandlung aus: Die Schwellung während des Gichtanfalls wird nicht reduziert, sondern man legt es auf die konstitutionelle Stärkung des Körpers und auf Vermehrung seiner Energie an, damit die Heilung ungestört ihren Lauf nehmen kann. Der Patient muss die betroffenen Gelenke möglichst ruhig halten, sodass sie Entzündung nicht weiter fortschreitet. Nimmt die Heilung so ihren Lauf, werden Schwellung und Entzündung abnehmen, und zwar im

Allgemeinen drei bis fünf Tage nach dem Einsetzen eines Anfalls. Dieses Vorgehen erlegt dem Patienten zwar einiges an Stress auf, verhindert aber die allmähliche Verschlimmerung der Gicht. Wenn der Patient jetzt noch die eigentlichen Auslöser ausschaltet – etwa Schlafmangel, schlechte Ernährung und Stress –, können die Beschwerden nach einigen weiteren Durchgängen gänzlich abklingen.

Ich habe aus diesen Grundsätzen einen Behandlungsplan für Gicht abgeleitet, der mit der vermehrten Aufnahme von Antioxidanzien mit der Nahrung oder über Nahrungsergänzungsmittel beginnt. Diese Antioxidanzien unterstützen den Körper bei seiner Selbstheilung, sodass die Gichtanfälle weniger werden. Falls im unteren Teil des Körpers Schwellungen auftreten, soll der Patient möglichst nicht mehr gehen und alles unterlassen, was die von Gicht betroffenen Körperteile belastet – bis die Schwellung von selbst wieder abklingt. Dabei werden weiterhin möglichst viele Antioxidanzien zugeführt. Im Normalfall werden die Gichtanfälle dann wieder häufiger, aber die Schwellungen klingen immer schneller wieder ab. Nach jedem Anfall gehen die Gichtknoten weiter zurück, bis sie ganz verschwinden.

Für den Erfolg ist es wichtig, dass man unproduktive Lebensgewohnheiten ändert und sich besser ernährt. In den meisten Fällen lässt sich die Gicht nämlich auf falsche Ernährung, Schlafmangel und zu viel Stress zurückführen. Wenn die Krankheit ganz geheilt werden soll, gilt es, nicht nur die bestehende Gicht auszuheilen, sondern man muss auch vorbeugend aktiv werden.

Die Energieversorgung des Körpers

Die meisten Menschen kennen sich heute ein wenig mit Computertechnologie aus. Interessanterweise hat die Logik der Diagnose in der TCM Ähnlichkeit mit dem Diagnoseverfahren eines Technikers, der einen Computer wartet und instand setzt. Ein Computer und der menschliche Körper lassen sich in mancher Hinsicht vergleichen, und ich erkläre gern anhand des folgenden Beispiels, wie Krankheiten in der TCM diagnostiziert und geheilt werden.

Jeder Computer braucht eine Stromzufuhr, die alle seine Systeme mit Energie versorgt. Wird die Stromzufuhr unterbrochen, geht gar nichts mehr. Da die Energieversorgung so wichtig ist, legen die Hersteller von Computern großen Wert auf deren Zuverlässigkeit. Deshalb werden wir bei genauer Betrachtung der Stromversorgung immer feststellen, dass für die voreingestellte Spannung eine gewisse Schwankungsbreite eingeplant ist. Der Grund ist darin zu sehen, dass die externe Stromversorgung nicht überall ganz zuverlässig von stabiler Spannung ist. Wenn der Computer trotzdem reibungslos arbeiten soll, muss er so ausgelegt sein, dass er Strom von schwankender Spannung problemlos akzeptiert. Sagen wir beispielsweise, die Schwankungsbreite der vom Computer akzeptierten Spannung beträgt 35 Prozent. Bei einer auf 110 Volt ausgelegten externen Stromversorgung würde der Computer dann noch funktionstüchtig bleiben, wenn die Spannung auf 75 Volt abfällt, also um 35 Prozent. Sinkt sie dagegen auf 65 Volt, würde der Computer nicht mehr richtig arbeiten können. Wenn jetzt das DVD-Laufwerk nicht mehr ordnungsgemäß läuft, kann man daraus schließen, dass es sehr wahrscheinlich an der Stromzufuhr und nicht am Laufwerk selbst liegt. Dem Computertechniker ist von vornherein klar, dass man diese Diagnose nur stellen kann, wenn man weiß, dass die Spannung nicht innerhalb der möglichen Bandbreite liegt. Kennt man die Spannungsbandbreite des Computers dagegen nicht, wird man unweigerlich annehmen, der Fehler liege beim DVD-Laufwerk.

Deshalb checkt ein Computertechniker bei der Reparatur eines Computers immer zuerst die Stromversorgung. Bei Hardwareproblemen kann es immer sein, dass die Stromzufuhr unterbrochen ist. Sobald das behoben ist, bestehen alle durch die unterbrochene Stromzufuhr bedingten Störungen nicht mehr. Jetzt stellen Sie sich vor, jemand kann die Spannung nicht messen oder weiß nicht einmal, was Spannung ist. Diese Person wird keine ordentliche Reparatur zustande bringen. Reparaturen ohne Grundkenntnisse können nur aufs Geratewohl laufen.

Wenn wir jetzt zur Betrachtung des Körpers übergehen, stoßen wir auf ein erhebliches Problem. Gibt es hier eine Messgröße, die der Spannung einer Gerätestromversorgung entspricht? Wenn die zur Stromversorgung eines Computers angelegte Spannung die wichtigste Messgröße ist, gibt es dann etwas ähnlich Zentrales für den menschlichen Körper? Nun, die moderne Medizin kennt keine solche Messgröße und verfügt deshalb nicht über Methoden zur Vermessung des gesamten Körpersystems beziehungsweise seiner gesundheitlichen Gesamtverfassung.

Vergleichen wir das DVD-Laufwerk eines Computers mit einem Körperorgan, beispielsweise einer Niere. Wenn wir den Gedankengang eines Computertechnikers auf dieses Beispiel übertragen, würde es beim Versagen einer Niere erst einmal darum gehen, die »Spannung« der Energieversorgung zu ermitteln. Und genau da liegt das Problem. Welche »Spannung« braucht der Körper? Solange wir das nicht wissen, lässt sich auch nicht feststellen, ob mit der Energieversorgung etwas nicht stimmt. Da wir nur wissen, dass eine Niere (das DVD-Laufwerk) nicht funktioniert, bleibt uns keine andere Möglichkeit als der Versuch, diese Niere zu reparieren. Wenn das Problem jedoch gar nicht bei diesem Organ, sondern bei der Energieversorgung liegt, können wir reparieren, so viel wir wollen, oder die Niere sogar ersetzen, das Problem wird dadurch trotzdem nicht gelöst.

In der TCM bezeichnet man die Spannung des menschlichen Körpers als den Grad der Körperenergie. In späteren Kapiteln werden wir diese Vorstellung näher betrachten, einstweilen genügt es festzuhalten, dass Körperenergie etwas Ähnliches bedeutet wie die Stromversorgung beim Computer. Und darin liegt ein ganz wesentlicher Unterschied zwischen der TCM und der modernen Medizin. Die moderne Medizin kennt wie bereits erwähnt noch kein Verfahren zur Messung der Körperenergie. In dieser Hinsicht, könnten wir sagen, befindet sie sich noch auf dem Stand vor der wissenschaftlichen Erforschung des elektrischen Stroms und seiner wichtigsten Messgrößen. Ohne diese Kenntnisse gäbe es die moderne Elektronik nicht. Hier liegt der Grund dafür, weshalb die moderne Medizin bei chronischen Krankheiten oft machtlos ist.

Die moderne medizinische Diagnostik beruht dem Anspruch nach auf nachweislichen Fakten, sie ist, wie man heute sagt, »evidenzbasiert«. Da Körperenergie nicht zu den nachweislichen Fakten gehört, haben wir im gewählten Beispiel nichts weiter als die streikende Niere, und so kann die Diagnose nur lauten, dass die Niere krank ist. Im Falle eines nicht funktionierenden Computers wäre das so, als würde man den Fehler beim DVD-Laufwerk und nicht bei der Stromversorgung sehen. Da wundert es einen nicht, dass es bei so vielen chronischen Krankheiten keine durchgreifend wirksamen Heilungsansätze gibt.

Wie die Komponenten eines Computers nur mit der richtigen Stromversorgung ordnungsgemäß arbeiten können, so brauchen die Organe ein bestimmtes Minimum an Körperenergie, um gesund zu bleiben. Nimmt diese Energie ab, fährt der Körper seine Funktionen zurück, etwa die internen Reparaturmaßnahmen und den Flüssigkeitstransport. Viele chronische Krankheiten entstehen ganz direkt durch die zunehmende Trägheit dieser Prozesse. Wenn wir also Heilungswege für chronische Krankheiten finden möchten, müssen wir wissen, was Körperenergie ist und wie man sie steigern kann.

Je mehr Körperenergie
wir besitzen,
desto gesünder und
widerstandsfähiger sind wir.

Alex Wu

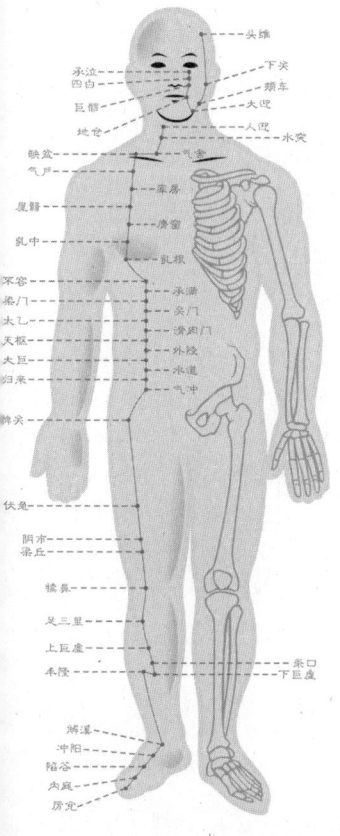

2

Körperenergie

Körperenergie ist einer der zentralen Begriffe der TCM. Die Stärke der Körperenergie dient als Gradmesser für die Gesundheit eines Menschen. Je mehr Körperenergie einem Menschen zur Verfügung steht, desto gesünder und weniger anfällig für Krankheiten ist er. Aber was ist Körperenergie eigentlich? Nach TCM-Verständnis besteht sie aus zwei Anteilen: Blut und Qi. Den meisten bleibt schleierhaft, was Qi eigentlich ist, und tatsächlich gibt es dazu tiefe und komplexe Theorien, die aber den Rahmen dieses Buches sprengen würden. Für Menschen, die kein kulturelles Vorverständnis dieses Begriffs haben, verwende ich gern einen Vergleich und sage, der Körper ist wie ein Akku, eine Batterie. Das Blut steht für die Kapazität der Batterie und Qi für die Menge der jeweils in ihr gespeicherten Energie. Daraus folgt, dass man nur so viel Qi haben kann, wie Blut vorhanden ist. Dieser Zusammenhang von Blut und Qi ist wichtig, wenn es um die Verbesserung der Gesundheit geht: Wenn man immer nur über so viel Qi verfügt, wie Blut vorhanden ist, muss ein gesundes Leben auf die Vermehrung des Blutes im Körper abgestellt sein.

In der TCM gilt, dass der Schlaf sowohl das Blut vermehrt als auch Qi aufbaut. Die Aussagen über das Blut können mehr oder weniger als erwiesen gelten, während die TCM zum Aufbau von Qi zwar ein Modell hat, das jedoch empirisch schwer zu untermauern ist. Qi ist laut TCM das, was uns schwungvoll und tatkräftig macht. Beim Aufwachen am Morgen fühlen wir uns frisch und energiegeladen. Wenn wir den ganzen Vormittag gearbeitet haben, setzt am Nachmittag die Müdigkeit ein. Der Verlust an Qi ist das, was den Unterschied unserer körperlichen Verfassung am Morgen und am Nachmittag ausmacht. Ruhen wir uns dann aus, wird unser Qi wieder aufgefüllt, und wir fühlen uns erfrischt. Am Blut ist dagegen unser Gesundheitszustand abzulesen. Ein gesunder Mensch verfügt über reichlich Blut, während bei einem Kranken ein Mangel an Blut besteht. Bei reichlich vorhandenem Blut kann der Mensch mehr Qi aufnehmen. Er fühlt sich energiegeladen, und sein Körper funktioniert optimal.

Wenn in der TCM das Blut thematisiert wird, ist immer die Gesamtmenge an Blut gemeint. Wenn unsere Gesundheit im Alter oder aus anderen Gründen nachlässt, nimmt laut der TCM auch die Gesamtmenge unseres Blutes ab, und da von dieser Menge abhängt, wie viel Qi der Körper aufzunehmen vermag, nimmt die Menge des verfügbaren Qi ebenfalls ab. Man fühlt sich dann weniger dynamisch und neigt eher zu Krankheiten, da der Körper nicht seine volle Leistungsfähigkeit hat. Mangel an Blut und Qi sind in der TCM für viele chronische Krankheiten verantwortlich.

Im Folgenden wollen wir uns nun fünf verschiedene Grade der verfügbaren Körperenergie ansehen und erörtern, was sie für die Funktionen des Körpers bedeuten.

Fünf Stufen der Körperenergie

Der wichtigste Teil der TCM-Diagnostik ist die Bestimmung der Körperenergie eines Patienten. Dazu bedienen sich TCM-Ärzte verschiedener Ansätze: Sie beurteilen das Erscheinungsbild eines Patienten, auch Gesichts- und Zungenfarbe; sie fühlen den Puls und stellen Besonderheiten der Muskelbeschaffenheit fest; und sie machen sich ein Bild von der geistigen Seite der Symptome eines Patienten und der beobachteten Auffälligkeiten. Wurde der Grad der Körperenergie auf diese Weise bestimmt, kann der Arzt auf die Ursache der Krankheit schließen und weiß auch, welche Behandlungsform Erfolg verspricht. Es gibt fünf Grade oder Stufen der Körperenergie, die wir uns jetzt nacheinander ansehen werden.

1. Stufe: gesund

Blut und Qi sind in optimaler Menge vorhanden. Die Organe des Körpers arbeiten einwandfrei, und man empfindet keinerlei Unbehagen. Ein solcher Mensch hat eine frische Gesichtshaut und ist gut in Form. Der Körper erneuert sich im jeweils erforderlichen Maße, alle von innen oder außen verursachten Schäden werden mühelos bereinigt. Solche Menschen sind aus Sicht der TCM äußerst selten, vor allem in der heutigen Welt.

Ich verdeutliche diese Stufen gern am Beispiel des Geldes beziehungsweise am Grad der Übereinstimmung zwischen der Lebensweise und den verfügbaren Mitteln. Wenn Sie genug verdienen, können Sie sich ein neues Auto leisten, sobald das alte 200 000 Kilometer auf dem Tacho hat. Die Scheibe hat einen Sprung, der ein Sicherheitsrisiko darstellen könnte? Sie lassen sie einfach ersetzen, das Geld ist ja da. Auf dieser Stufe der Supergesundheit ist für alles gesorgt, und Sie können sich immer sagen, dass eventuelle Ausfälle keine finanziellen Engpässe mit sich bringen.

2. Stufe: annähernd gesund

Hier befinden wir uns ein wenig unterhalb der Ebene der vollkommenen Gesundheit. Viele Einflüsse lassen unsere Körperenergie nach und nach abnehmen, allen voran eine ungesunde Lebensweise, die den Körper beispielsweise mit ungünstigen Schlafgewohnheiten und psychischem Stress belastet.

Um es wieder auf der Ebene der Finanzen zu betrachten: Ihr Einkommen reicht hier nicht mehr für ein Leben, in dem ganz selbstverständlich für alles gesorgt ist. Sie kaufen kein neues Auto, sondern ein gebrauchtes. Das bringt Sie auch dahin, wohin Sie möchten, aber das Geräusch, das Sie hören, wenn der Wagen im Leerlauf steht, gibt Ihnen zu denken. Mit Blick auf Ihre Gesundheit ist jetzt damit zu rechnen, dass Ihr Körper intensivere Selbstreinigungszyklen braucht, etwa in Gestalt gelegentlicher Erkältungen und ähnlicher Erscheinungen, die eher Befindlichkeitsstörungen darstellen. Vielleicht fangen Sie irgendwann an, sich zu fragen, ob nicht doch etwas Ernsteres vorliegt, aber auf dieser zweiten Stufe können Sie davon ausgehen, dass es sich um geringfügige Störungen handelt. Durch falsche Behandlung kann die Körperenergie jedoch um eine weitere Stufe absinken.

3. Stufe: Schein-Gesundheit

Nimmt die Körperenergie weiter ab, wird der Körper irgendwann aus Gründen der Sparsamkeit nicht mehr so viel Energie für seine internen Wartungsarbeiten aufwenden. Das Geld wird richtig knapp, um wieder unseren Vergleich heranzuziehen. Um nicht unmittelbar bedrohliche Krankheiten oder Organschäden kümmert sich der Körper dann einfach nicht mehr, seine Energie reicht gerade noch für die täglich anfallenden Dinge. Das Abwehrsystem ist geschwächt, und der Körper lässt sich nicht mehr auf die Bekämpfung von nicht lebensbedrohenden Krankheiten ein. Da kann es dann sein, dass kaum Symptome zu ermitteln sind, aber ein erfahrener TCM-Arzt wird am Gesamteindruck, den er von einem Patienten bekommt, trotzdem die Anzeichen der abnehmenden Körperenergie erkennen.

Ein Großteil der arbeitenden Erwachsenen existiert auf dieser Stufe der Körperenergie. Da diese Menschen selten auffällige Krankheitssymptome haben, leben sie in der Vorstellung, sie seien gesund. Aus Sicht der TCM sind diese Menschen nicht in der Lage, genug Blut aufzubauen. Blut wird aber nachts im Schlaf erzeugt. Wer gesund ist, erzeugt in der Nacht so viel Blut, dass die Verluste des Tages ausgeglichen werden können. Verbraucht man jedoch am Tag mehr, als in der Nacht regeneriert werden kann, wird der Körper zum Ausgleich irgendwann den Blutvorrat der Leber angreifen.

Wie lange man sich bei abnehmender Energie auf der jeweiligen Stufe halten kann, hängt davon ab, wie groß der Blutvorrat der Leber ist, den man in jüngeren Jahren angelegt hat. Die meisten Menschen leben in der Jugend gesünder als später. Wer in seiner Jugend besonders gesund gelebt hat, sammelt einen großen Vorrat an Blut an.

4. Stufe: Auszehrung

Wenn der Körper immer auf die angelegten Blutvorräte zurückgreift, geht der Speicher irgendwann zur Neige. Der Körper hat dann nicht mehr genügend Blut für seine normalen Funktionen, und man fühlt sich müde und erschöpft. In diesem Stadium fängt der Körper an, seine Muskeln abzubauen, um so Energie zu gewinnen. Menschen dieser Energiestufe sind überwiegend zwischen fünfzig und siebzig Jahre alt. Viele spüren ein Nachlassen ihrer Gesundheit. Bei den meisten sind aber noch keine ernsten Erkrankungen festgestellt worden.

5. Stufe: völlige Erschöpfung

Auf dieser Stufe hat der Körper seine verfügbare Energie fast verbraucht. Da es den Organen immer schlechter geht, kommt es zu ernsten Erkrankungen wie Krebs, Nierenversagen, Gehirnschlag und anderen. Da sich der Energiemangel auf sämtliche Organe auswirkt, entsteht wahrscheinlich eine ganze Reihe von Organerkrankungen. Die moderne Medizin sieht das als Ausbreitung beispielsweise von Krebs von einem Organ zum anderen. In der TCM werden solche Erscheinungen auf den Niedergang der Organe durch Mangel an Körperenergie zurückgeführt.

Aus unserer Betrachtung der fünf Stufen der Körperenergie ergibt sich, wie wichtig es ist, festgestellte Symptome zu seiner Stufe der Körperenergie in Bezug zu setzen. Die meisten Krankheitssymptome treten auf den Stufen 2 (annähernd gesund) und 4 (Auszehrung) auf. (Die ganz schweren Krankheiten, die meist auf der 5. Stufe der völligen Erschöpfung entstehen, wollen wir jetzt noch nicht betrachten.) Die Ursachen, aus welchen es zu Symptomen kommt, sind jedoch auf der 2. und 4. Stufe grundverschieden. Auf der 2. Stufe – annähernd gesund – verfügt der Mensch über so viel Energie, dass sich der Körper energisch gegen Krankheiten zur Wehr setzen kann und deshalb häufig Symptome auftreten. Auf der 4. Stufe – der Auszehrung – jedoch kommt es deshalb zu Symptomen, weil die Körperenergie zu schwach für effektive Abwehr ist. Bei niedriger Energie funktioniert im Körper nicht mehr alles reibungslos, und die Abwehrkraft des Immunsystems lässt nach. Man fühlt sich ständig müde oder erschöpft, und es treten Symptome von Krankheiten auf, die man sich wegen dieser Abwehr- schwäche zuzieht. Deshalb sind die Symptome der 4. Stufe weitaus stärker und beschwerlicher als die der 2. Stufe. Und da außerdem die Ursachen der auftretenden Symptome verschieden sind, müssen auf der 4. Stufe andere Be- handlungsansätze gewählt werden als auf der 2. Stufe.

Auf der 2. Stufe sind die Symptome Ausdruck der Gegen- maßnahmen des Körpers gegen einsetzende Krankheiten. Diese Symptome werden in der TCM zu den angemessenen Körperfunktionen gezählt und folglich nicht als Krankhei- ten betrachtet. In diesem Fall überlässt man die Heilung den gesunden Körperfunktionen und unterstützt sie nur durch gute Ernährung und ausreichenden Schlaf. Hier springt sofort der Unterschied zum schulmedizinischen An- satz ins Auge, der auf die Beseitigung der Symptome ab- zielt.

Auf der 4. Stufe sind die Ursachen der auftretenden Symp- tome gravierender. Energiemangel schränkt die gesunden Funktionen des Körpers ein, und da zugleich das Immun- system geschwächt ist, wird es zu allerlei Symptomen kom- men, die teils aus innerer Schwäche resultieren und teils durch von außen kommende Krankheiten bedingt sind. Hier muss der Behandlungsansatz der TCM vielschichtiger sein. Wenn die Körperenergie weitgehend verausgabt ist, kann es sich schon um lebensbedrohliche Krankheiten han- deln; auf jeden Fall aber muss man für eine Erhöhung der Körperenergie sorgen und sich vor allem darum kümmern, dass der Kranke wieder genügend Schlaf bekommt und gut ernährt wird. Hat man die Krankheitserscheinungen so weit in den Griff bekommen, konzentriert man sich darauf, die Körperenergie des Patienten auf ein höheres Niveau zu heben.

Wer zu einer gesünderen Lebensweise übergeht, kann innerhalb von Monaten mit deutlichen Veränderungen zum Besseren rechnen. In dieser Hinsicht hat unser Körper etwas von der Batterie unseres Smartphones. Ist sie ganz geladen, können wir das Handy stunden- oder tagelang benutzen. Die leere Batterie dagegen ist in einem Bruchteil der Nutzungszeit wieder geladen. Und der menschliche Körper nimmt Energie noch bereitwilliger und schneller auf als eine Batterie.

Von der Stufe der Körperenergie, auf der sich ein Mensch befindet, können wir direkt auf dessen Gesundheitszustand schließen, und die Bedeutung einer gesunden Lebensweise ist auch unmittelbar ersichtlich: Es geht darum, den Niedergang aufzuhalten und wieder zu höheren Stufen aufzusteigen. Viele chronische Krankheiten, die auf der 4. und 5. Stufe auftreten können, haben auf der 3. Stufe und darüber keine Chance. Bei ausreichend hohem Energieniveau wird unser Körper mit vielen chronischen Krankheiten allein fertig.

Die banale Erkältung und
was die TCM über Kälteschäden sagt

Erkältungen gehören zu den häufigsten Erkrankungen, jeder kennt sich mit den Symptomen aus. Die moderne Medizin fasst die Erkältung jedoch ganz anders auf als die TCM, und das bedeutet auch, dass die beiden Systeme ganz unterschiedliche Behandlungsansätze vertreten. Nach Auffassung der TCM trägt die moderne Medizin mit der falschen Behandlung von Erkältungskrankheiten zur Entstehung chronischer Krankheiten bei. Die moderne Medizin deutet eine Erkältung als Vireninfektion der oberen Atemwege. Das Immunsystem reagiert auf die Infektion, und dadurch kommt es zu den bekannten Symptomen. Echte Heilmittel bei Erkältung gibt es nicht; die Behandlung zielt einzig auf die Linderung der Symptome ab.

Die TCM deutet das Geschehen anders und unterscheidet zunächst zwischen zwei Arten von Erkältungen. Der erste Typ entspricht ungefähr der Auffassung der modernen Medizin und geht von äußeren pathogenen Einflüssen aus, die die Symptome erzeugen, beispielsweise von einer Vireninfektion. Zu Erkältungen der zweiten Art kommt es, wenn der Körper Schäden zu beheben versucht, die durch Kälte entstanden sind. Die meisten Erkältungssymptome werden in der TCM diesem zweiten Typ zugeordnet. Die moderne Medizin ist durchaus erfolgreich, was die Symptome des ersten Typs angeht, aber für Kälteschäden ist ihr Vorgehen überhaupt nicht geeignet und begünstigt sogar chronische Krankheiten, die letztlich aufgrund einer Erkältung entstehen.

Die Kerntemperatur des Körpers schwankt bekanntlich in engen Grenzen um den Wert von 37 Grad. Sinkt sie unter 35 Grad, zeigen sich körperliche Störungen. Man spricht hier von einer Unterkühlung, und die kann tödlich sein, wenn nichts dagegen unternommen wird. Nun verfügt unser Körper selbst über Ausgleichsmechanismen, die er bei Kälte aktiviert. Die Theorie der Kälteschäden in der TCM bezieht sich auf die von diesem Mechanismus ausgelösten Erscheinungen.

Bei Außentemperaturen, die deutlich unter der Körpertemperatur liegen, sinkt die Temperatur der Körperoberfläche entsprechend ab, und der Körper bemüht sich, Wärme aus anderen Regionen dorthin zu leiten. In unserer Körperflüssigkeit kommt es zu chemischen Reaktionen, die Wärme erzeugen und die Körpertemperatur wieder auf den Normalwert anheben. Dabei werden jedoch auch Schlackenstoffe produziert, die der Körper dann im Unterhautgewebe zwischenlagert. Bei nur vorübergehender Kälteeinwirkung kann der Stoffwechsel diese Schlacken danach gleich wieder abbauen. Bleibt der Körper jedoch über längere Zeit der Kälte ausgesetzt, transportiert der Körper die Schlacken ins Körperinnere, um sie dort abzulagern, während an der Körperoberfläche weiterhin Verbrennungsprozesse stattfinden, die der kalten Außentemperatur entgegenwirken. Mit der Zeit nehmen die Ablagerungen im Körperinneren überhand und gelangen teilweise durch die Meridiane in verschiedene Organe (mehr zu den Meridianen im 3. Kapitel). Mit der Zeit schränken diese Schlacken die Funktionsfähigkeit der Organe immer stärker ein und vermindern auch die Leitfähigkeit der zugehörigen Meridiane. Welcher Meridian betroffen ist und was für Symptome dadurch entstehen, hängt vom unterkühlten Teil des Körpers ab.

Kälteschäden, auch Kälte-Qi genannt, können auf viele verschiedene Arten entstehen. Besonders häufig sind Gallenblasen-, Magen- und Lungenmeridian betroffen, in erster Linie aber der Gallenblasenmeridian. Dieser Meridian zieht sich eigentlich durch den ganzen Körper. Als besonders kälteempfindlicher Teil seines Verlaufs gilt der Abschnitt entlang der Außenseite der Oberschenkel. Da dieser Bereich weniger temperaturempfindlich ist als andere Stellen am Körper, wird hier oft nicht auf ausreichend wärmende Kleidung geachtet. Bei kaltem Wetter zieht man beispielsweise eine Jacke an, um den Oberkörper warm zu halten, aber es muss schon empfindlich kalt werden, bis man auch die Beine mit wärmender langer Unterwäsche bekleidet. Für Frauen, die bei kaltem Wetter Röcke oder Kleider tragen, ist die Gefahr, Kälteschäden zu erleiden, noch größer.

An einigen Zeichen kann man erkennen, ob der Gallenblasenmeridian Kälteschäden erlitten hat. So kann anhaltende Kälteeinwirkung auf die Außenseite der Oberschenkel zu starker Fetteinlagerung in diesem Bereich führen. Außerdem wirkt sich die herabgesetzte Durchlässigkeit dieses Meridians hemmend auf die Nährstoffaufnahme des Körpers aus. Auch der Magenmeridian ist häufig von Kälteschäden betroffen. Hier liegt die Ursache überwiegend bei unserer Ernährung, vor allem im häufigen Genuss kalter Speisen und Getränke. Wenn der Magenmeridian Kälteschäden erleidet, treten bei den Betroffenen vielfach Verdauungsstörungen mit Übelkeit und geblähtem Bauch auf. Eine Kälteschädigung des Lungenmeridians kommt deutlich seltener vor.

Wie wir später noch erörtern, werden die zwölf Meridiane in zwei Gruppen eingeteilt: Zang und Fu. Gallenblasen- und Magenmeridian sind Fu-Meridiane und als solche weniger wichtig als der Lungenmeridian, ein Zang-Meridian. Von Kälteschäden sind meist Fu-Meridiane betroffen, aber wenn der Körper diesen Schaden nicht zu beheben vermag, breitet er sich aus und erfasst schließlich auch die wichtigeren Zang-Meridiane. Der Lungenmeridian ist der erste Zang-Meridian, der nachhaltige Kälteschäden zu spüren bekommt. Die daraus folgenden Symptome haben eine große Variationsbreite, denn bei Kälteschädigung der Lunge liegt bei den Betroffenen auch eine Schwäche der Körperenergie vor. Einem gut ausgebildeten TCM-Arzt wird das bei der Beurteilung der Gesichtshaut und bei der Pulsdiagnose nicht entgehen.

Kälteschädigung und Erkältung – wie die Heilung vor sich geht

Vielleicht ist Ihnen aufgefallen, dass zu den genannten Schädigungen durch Kälteeinfluss nicht die Symptome gehören, die wir gemeinhin mit Erkältungen in Verbindung bringen. Das gilt es im Blick zu behalten, wenn wir verstehen möchten, wie die TCM Erkältungssymptome beurteilt, nämlich als Anzeichen der Bereinigung von Kälteschäden und nicht als Symptome gerade entstehender Kälteschäden. Der Körper kann Kälteschäden nur ausgleichen, wenn er über genügend Energie verfügt. Bei niedrigem Energiestand wird der Körper gar nicht erst versuchen, solche Kälteschäden zu reparieren, und das bedeutet auch, dass möglicherweise keine Erkältungssymptome auftreten, selbst wenn der Körper starke Kälteschäden erlitten hat.

Aus dieser Sicht der Dinge ist zu erwarten, dass ein gesunder Mensch von hoher Körperenergie bei Kälteeinwirkung immer wieder mal Symptome einer gewöhnlichen Erkältung zeigen wird. Bei einem weniger gesunden Menschen mit weniger Körperenergie sind solche Symptome eher selten. Der Körper ist zu schwach, um Kälteschäden auszugleichen, und entwickelt folglich kaum Symptome. Das entspricht nicht der gängigen Vorstellung von Gesundheit. Wenn jemand selten krank wird und kaum Erkältungssymptome zeigt, nehmen wir normalerweise an, dieser Mensch sei stark und gesund. In der Mehrzahl der Fälle ist es aber so, dass die Symptomfreiheit nicht einer starken Körperenergie, sondern einem Mangel an ebendieser Energie zuzuschreiben ist. Der Körper ist zu schwach, um sich mit Entzündungsreaktionen gegen die Kälteschädigung zur Wehr zu setzen.

Sobald wir Erkältungssymptome als Anzeichen dafür deuten, dass der Körper Kälteschäden auszugleichen versucht, erkennen wir ohne Weiteres, dass die Schulmedizin Erkältungskrankheiten falsch behandelt. Wenn die Symptome nämlich zum Heilungsprozess gehören, müssen Behandlungsansätze, die auf die Unterdrückung dieser Symptome abzielen, schädlich sein, da der Heilungsprozess dadurch nicht gefördert, sondern behindert wird. Wer bei Erkältungen immer sofort Medikamente gegen die Symptome nimmt, riskiert gravierende Kälteschäden. Solche Mittel lassen dem Körper keine Möglichkeit, Kälteschäden gründlich zu bereinigen. Die Schäden bleiben dann bestehen und summieren sich mit der Zeit. Das verändert die Fließeigenschaften in den Meridianen zum Schlechteren und schränkt die Funktionsfähigkeit der Organe ein. Auf Dauer und im Extremfall kann das chronische Krankheiten und Schlimmeres nach sich ziehen.

Die häufigste chronische Erkrankung als Folge dieses Vorgehens ist allergischer Schnupfen. Bei den Betroffenen handelt es sich vielfach um Menschen von mittlerer oder sogar hoher Körperenergie. Liegen bei solch einem Menschen Kälteschäden vor, versucht der Körper den Schaden zu beheben, und dieses Bemühen lässt Erkältungssymptome entstehen. Unterdrückt man diese nun mit Erkältungsmitteln, kann der Körper den Reinigungsprozess nicht zu Ende bringen, und die Kälteschäden bleiben bestehen. Da der Körper jedoch über ausreichend Energie verfügt, wird er bei nächster Gelegenheit die restlichen Schäden zu beseitigen versuchen und deshalb wieder Erkältungssymptome entwickeln, die dann vermutlich als allergischer Schnupfen diagnostiziert werden.

Der Behandlungsansatz der TCM sieht dagegen einfach eine Unterstützung des Körpers vor. In manchen Fällen verordnen TCM-Ärzte Heilpflanzen, die die Symptome noch verstärken, damit die Bereinigung von Kälteschäden schneller vonstattengehen kann. Man unterdrückt also die Erkältungserscheinungen nicht mit Medikamenten, sondern verordnet dem Kranken Ruhe und baut darauf, dass die Selbstheilungskraft des Körpers für alles Nötige sorgen wird.

Unangenehme Symptome
sind nicht unbedingt Krankheitszeichen

Die moderne Medizin geht davon aus, dass dem Körper häufig Fehler unterlaufen. Wenn etwas nicht ist, wie es sein sollte, oder wenn unangenehme Symptome auftreten, nehmen wir einfach an, dass der Körper versagt und wir folglich krank sind. Diese Sicht der Dinge wird uns geradezu anerzogen, sodass wir bei Beschwerden instinktiv glauben, wir seien krank. Zwar geht die moderne Medizin theoretisch auch von der Existenz einer Selbstheilungskraft des Körpers aus, aber in ihrer Diagnostik spielt das eigentlich keine Rolle. Hier zwei Beobachtungen, an denen das ganz deutlich wird:

- Wenn Sie Ihrem Arzt von unangenehmen Symptomen berichten, wird er sehr wahrscheinlich nicht sagen: »Ihr Körper führt gerade Wartungsarbeiten an einem bestimmten Organ aus.« Er wird vielmehr sagen: »Hier liegt eine Organstörung vor.« Kurz, die moderne Medizin geht bei Unregelmäßigkeiten und Beschwerden davon aus, dass eine Krankheit vorliegt.
- Für alle Untersuchungsparameter gibt es eine als normal definierte Bandbreite. Liegen Ihre Werte nicht in dieser Bandbreite, werden sie automatisch als Abweichung gesehen und die Abweichung dann prompt als Krankheit interpretiert. Dass man abweichende Laborwerte oder andere Testparameter als Hinweis darauf sieht, dass der Körper seine Organe instand setzt, ist höchst unwahrscheinlich.

Die moderne Medizin bestreitet also die Selbstheilungskraft des Körpers nicht, aber sie kann sich offenbar nicht vorstellen, dass es bei dieser Selbstheilung des Körpers zu unangenehmen Symptomen sowie zu Abweichungen von den Normwerten bei den Untersuchungsparametern kommt.

Warum eigentlich nicht? Wenn wir uns in den Finger schneiden, bekommen wir Symptome: Es blutet, es tut weh, es entsteht eine Schwellung, es juckt, und schließlich entsteht Schorf. Wir wissen, ohne nachzudenken, dass diese Symptome einfach darauf hindeuten, dass der Körper den Schaden repariert. Der Schnitt ist die »Krankheit«, während die weiteren Symptome lediglich anzeigen, dass die Selbstheilung des Körpers reibungslos funktioniert. Wenn am Ende der Schorf abfällt, ist das einfach die Entsorgung nicht mehr benötigter Nebenprodukte der Heilung. Der Arzt sorgt lediglich mit geeigneten Maßnahmen dafür, dass sich die Wunde nicht infiziert. Den Verschluss der Wunde und die Ergänzung von verletztem Gewebe übernimmt der Körper dagegen selbst.

Auch die Organe des Körpers sind mit solchen starken Selbstheilungskräften ausgestattet. Dafür steht das weiter oben gewählte Beispiel der Gicht: Wenn der Körper seine Selbstheilungskräfte ins Spiel bringt, um die Harnsäurekristalle zu entfernen, entsteht im Bereich der betroffenen Stelle eine für den Patienten schmerzhafte Schwellung. Das kann sehr unangenehm werden, ist aber eben kein Krankheitszeichen, sondern lässt – wie die Symptome in der Folge einer Schnittverletzung – erkennen, dass das Selbstheilungssystem des Körpers bestens funktioniert.

Ähnliches gilt wie gesagt für die inneren Organe. Wenn hier die turnusmäßige Selbstreinigung stattfindet, kann der notwendige Abtransport der Schlacken für einige Zeit mit körperlichem Unbehagen verbunden sein. Aus dem Unterhautgewebe können Abfallstoffe direkt über die Haut ausgeschieden werden, aber tiefer im Körper sitzende Schlacken erfordern mehr Aufwand. Die laufende Entschlackung des Körpers hat ihre festen Abläufe und Transportwege, aber bei einer Grundreinigung fallen in kurzer Zeit viele Schlacken an und treten dann in den Transportwegen konzentrierter auf. Das führt leicht zu Fehleinschätzungen, weil die Untersuchungswerte in dieser Phase nicht im definierten Normalbereich liegen. Da diese Phase mit Unwohlsein verbunden sein kann, gehen viele Leute zum Arzt und lassen Blut- und Harnuntersuchungen machen. So kommt es dann, dass man schließlich als krank eingestuft wird. Die erhöhte Schlackenkonzentration in Blut und Urin, die für den Arzt auf einen krankhaften Zustand hindeutet, kann aber einfach eine Folge der Selbstreinigung des Körpers sein. In solchen Fällen sind abweichende Laborbefunde keine Krankheitszeichen, sondern besagen in Wirklichkeit, dass das körpereigene System der Selbstreinigung und Selbstheilung auf Hochtouren läuft und der Zustand des Körpers sich dadurch insgesamt verbessern wird.

Das Gleiche ist auf vielen weiteren Gebieten zu beobachten. So ist das Leben vieler Menschen in der heutigen Zeit viel zu hektisch, und wenn man hier gegensteuert und seine Gewohnheiten ändert, kann es sein, dass man erst einmal vermehrt mit Symptomen und Beschwerden konfrontiert wird: häufige Erkältungen, Proteinurie (Eiweiß-Überschuss im Urin), Herzklopfen, Herzstolpern, Schlafstörungen, Kopfschmerz, Muskelschmerzen und Hautentzündungen. Wenn man in dieser Zeit zum Arzt geht und

Laboruntersuchungen machen lässt, kann es darüber hinaus sein, dass abweichende Blutfettwerte, Blutzuckerwerte und Cholesterinwerte festgestellt werden. Alle diese Erscheinungen deuten möglicherweise lediglich darauf hin, dass der Körper gerade mit seiner Selbstreinigung und Selbstheilung beschäftigt ist. Unsere derzeitigen Labortests stufen alle Abweichungen von den Normwerten als krankhaft ein, und so wird die Selbstheilung des Körpers letztlich als Krankheit gedeutet. Hier schließen sich einige sehr wichtige Fragen an:

- Wie viele medizinische Verfahren mag es geben, die das Selbstheilungssystem des Körpers angreifen, statt sich dem eigentlichen Problem zuzuwenden (falls überhaupt eins besteht)? Steht die moderne Medizin uns wirklich bei, wenn wir krank sind, oder stört sie eher?
- Was für unangenehme Folgen hat es, wenn man die Selbstreinigungs- und Selbstheilungszyklen des Körpers stört oder unterbricht? Könnte es sein, dass man hier medizinische Ressourcen vergeudet und die Patienten in noch größere Schwierigkeiten bringt?
- Wie viele ernste Erkrankungen mögen darauf zurückzuführen sein, dass unser Selbstheilungssystem allzu lange bekämpft wurde?
- Könnte es sein, dass mit der Krankheits-Definition der modernen Medizin etwas ganz und gar nicht stimmt?

Es gibt etliche Heilsysteme, von denen bekannt ist, dass es beim richtigen Verlauf der Heilung einer Krankheit oder Verletzung zu unangenehmen Symptomen kommen kann. Man spricht hier gern von der »Heilreaktion«. Die Symptome deuten auf ein funktionierendes Selbstheilungssystem des Körpers hin.

Im Prinzip werden wir von zwei Hauptrichtlinien geleitet: »das Richtige tun« und »es gut machen«. Erst stellen wir sicher, dass wir tun, was jetzt dran ist, dass wir die richtige Richtungswahl getroffen haben. Erst danach kümmern wir uns um eine gute Ausführung. In der Medizin wird das erste Prinzip schon viel zu lange von viel zu vielen Menschen missachtet. Man achtet überwiegend auf eine gute Ausführung und hinterfragt nicht, ob das, was man da macht, grundsätzlich angebracht ist. Am Ende haben wir eine Menge Falsches in perfekter Ausführung.

In der chinesischen Medizin gilt: Behandle die Krankheit, nicht die Symptome. Zeigt der Körper unangenehme Symptome, muss sich der Arzt an die Logik des Körpers halten, wenn er den Ursprung des Problems finden möchte. Man muss an die Wurzel der Krankheit gehen und nicht bei den Symptomen ansetzen. Solange Ärzte nicht der Logik des Körpers folgen und es stattdessen auf die Beseitigung von Symptomen anlegen, kann es sein, dass sie dem Körper wirklich schweren Schaden zufügen. Um »das Richtige« zu tun, muss man den Ursprung einer Erkrankung kennen und dort ansetzen. Geht man dagegen mit ungeeigneten Methoden gegen die Symptome vor, treibt man die Krankheit oft nur tiefer in den Körper hinein, selbst wenn die Symptome zunächst verschwinden. Man macht die falsche Sache gut.

Nehmen wir wieder die gewöhnliche Erkältung als Beispiel. Wenn Kälte-Qi in den Körper gelangt, bleibt es zunächst in den äußeren Schichten. Von hier aus kann es wieder aus dem Körper gedrängt werden, sofern man etwas

Wärmendes isst oder Medizin nimmt, die dem Körper Wärme zu generieren erlaubt. Unser Ausdruck »sich eine Erkältung einfangen« besagt ja auch, dass etwas Kaltes in den Körper eindringt. In der TCM wird das »Kälte-Qi« genannt. Eine Erkältung entsteht also durch eindringendes Kälte-Qi, und der medizinische Ansatz sollte sein, den Körper bei der Austreibung dieses Kälte-Qi zu unterstützen, statt die Erkältungssymptome zu beseitigen.

Wenn die Nase läuft und wir niesen, scheidet der Körper auf diesem Wege Wasser aus, das in der chinesischen Medizin als mit Kälte-Qi angereicherte Körperflüssigkeit gesehen wird – so etwas wie das Kühlmittel in Ihrem Kühlschrank. Die beiden Symptome, laufende Nase und Niesreiz, sind nicht unser Normalzustand und werden deshalb als etwas unangenehm empfunden. Betrachten wir sie jedoch als ein behandlungswürdiges Problem und unterdrücken sie mit Medikamenten, unterbrechen wir damit die Kälte-Qi-Ausleitung des Körpers. Dann bleibt das Kälte-Qi im Körper und dringt mit der Zeit tiefer, bis es die Lunge erreicht und dort weitaus ernstere Störungen auslösen kann.

Bei der Gicht haben wir gesehen, dass die Schwellung letztlich anzeigt, wie der Körper die Harnstoffkristalle mit Wasser umgibt, um die aufzulösen. »Das Falsche gut machen« würde hier bedeuten, dass wir die Schwellung mit Medikamenten reduzieren. Dann ist das Symptom weg, aber auch die vom Körper zur Heilung aufgewendete Energie ist wirkungslos verpufft.

Wartung und Instandhaltung, von denen wir meist nicht viel bemerken, verlangen dem Körper einiges ab. Er kann diese aufwendigen Arbeiten nur ausführen, wenn er über ein gewisses Mindestmaß an Energie verfügt. Wenn man die Selbstheilungsbemühungen des Körpers gewaltsam unterbricht, muss er die aufgewendete Energie erst wieder »ansparen«, und das unter Umständen immer wieder.

Das Falsche gut machen, das ist im Fall der Gicht extrem gesundheitsschädlich. Wenn der Körper alles daransetzt, die Harnsäurekristalle mit genügend Körperflüssigkeit zu umgeben, müssen Sie auf einer Gesundheitsstufe sein, die dem Körper diese Arbeit ermöglicht. Wenn nun die Schwellung medikamentös unterdrückt wurde, ist die Gesundheitsstufe vielleicht immer noch so hoch, dass der Körper gleich einen neuen Versuch starten kann, bei dem er wieder massenhaft Ressourcen verbraucht. Unterdrückt man die Schwellung dann jedoch immer wieder mit Medikamenten, kann der Körper sein Reparaturprogramm irgendwann nicht mehr wiederholen. Mit Ihrer Gesundheit wird es dabei auf und ab gehen, aber wenn der Körper seine Energie immer wieder in den gleichen Heilungsversuch steckt, der jedoch jedes Mal mit Medikamenten unterbunden wird, verlassen Sie irgendwann die Kräfte.

Ich werde Ihnen in diesem Buch noch an weiteren Beispielen vor Augen führen, wie ungemein wichtig es ist, zwischen tatsächlichen Krankheiten und den Begleiterscheinungen körperlicher Reinigungsprozesse zu unterscheiden. Mit Letzteren kommt man relativ leicht zurecht, und sie stellen auch keine Gefährdung der Gesundheit dar. Versperrt man ihnen jedoch den Weg, kommt es mit der Zeit zu einer Erschöpfung Ihres Selbstheilungssystems.

Wie man die Körperenergie vermehrt

Wenn man mich nach den besten Mitteln zur Verbesserung der Gesundheit fragt, nenne ich immer zuerst die Verbesserung der Körperenergie – die Vermehrung von Blut und Qi. Wir haben die verschiedenen Energiestufen und ihre Bedeutung für die Gesundheit bereits besprochen. Gesundes Leben heißt nach der Philosophie der TCM, dass wir uns auf der Stufenleiter der Energie möglichst weit aufwärtsbewegen. Wie kann das geschehen? Skizzieren wir noch einmal die Beziehung zwischen Blut und Qi. Blut ist gleichsam das Speichermedium für Qi. Von der gesamten Blutmenge des Körpers hängt es ab, wie viel Qi er fassen kann. Wir sollten unsere Lebensweise also auf die Steigerung unserer gesamten Blutmenge abstimmen.

Die Blutbildung wird von zwei Faktoren bestimmt, nämlich erstens von der Aufnahme und Verwertung unserer Nahrung. Die aufgenommenen Nährstoffe sind für den Körper das Rohmaterial für die Erzeugung von Blut. Der zweite Faktor ist der Schlaf. Im Schlaf werden die Nährstoffe in Blut umgewandelt. Ernährung und Schlaf sind beide gleich wichtig für die Blutbildung. Mangelernährung und Schlafmangel reduzieren beide die Blutbildung. Wenig Blut bedeutet wenig Qi und folglich wenig Körperenergie.

Im alten China, zur Entstehungszeit der meisten Lehren der Traditionellen Chinesischen Medizin, war das Nahrungsangebot für die Menschen nicht so gut wie heute. Viele der in den klassischen TCM-Texten beschriebenen Fälle von Krankheiten durch zu wenig Blut und Qi waren letztlich auf Mangelernährung zurückzuführen. Heute ist die Ernährung zumindest in den entwickelten Ländern meist kein Problem mehr. Wenn heute bei einem Patienten ein Mangel an Lebensenergie durch Unterernährung festgestellt wird, liegt das meist nicht am knappen Nahrungsangebot, sondern an der schlechten Verwertung der Nahrung. Die Aufnahme der Nährstoffe lässt sich durch gutes Kauen und durch Massage des Gallenblasenmeridians zur Steigerung seiner Leitfähigkeit deutlich verbessern. Wir werden darauf später zurückkommen.

Der zweite für die Blutbildung wesentliche Faktor ist der Schlaf beziehungsweise Schlafmangel. Schlafmangel ist in der heutigen Zeit ebenso wie schlechte Nahrungsverwertung ein häufiges Problem geworden. Im klassischen TCM-Text *Kanon des Gelben Kaisers über Innere Medizin* wird empfohlen, im Winter früh und im Sommer spät schlafen zu gehen. Nun bedeutet früh aber nach diesem Text zwischen sieben und acht Uhr abends, während spät die Zeit von neun bis zehn Uhr bezeichnet. Heute empfinden wir alles als früh, was vor Mitternacht stattfindet. Man kann sich deshalb ausrechnen, dass Mangel an Körperenergie vor allem durch zu wenig Schlaf bedingt ist.

Es gibt für den Körper eine optimale Zeit für die Blutbildung. Sie liegt zwischen neun Uhr abends und ein Uhr früh. Das kann sich ein wenig verschieben, je nachdem, in welchen Breiten man lebt. Wenn man in dieser Zeit tiefen Schlaf findet, ist das für den Körper die beste Voraussetzung zum Aufbau von Blut und Körperenergie. Wenn Sie auf einen gesunden Stand Ihrer Körperenergie Wert legen, empfehle ich Ihnen, nicht später als zehn Uhr schlafen zu gehen. Wenn Sie dann eine Stunde nach dem Einschlafen in den Tiefschlaf gelangen, bleiben dem Körper zwei Stunden für

Blutbildung unter optimalen Bedingungen. Im Durchschnitt sollten es wöchentlich mindestens acht Stunden dieser für die Blutbildung besonders günstigen Zeit sein. Mehr Blutbildungszeit ist angezeigt, wenn man krank ist oder die Körperenergie schwach ist, das trägt allgemein zur Erholung bei.

Ich werde häufig gefragt, ob der Schlaf am Tag den Nachtschlaf ersetzen kann. Wenn jemand in Nachtschicht arbeitet, schläft er vielleicht von acht Uhr morgens bis vier Uhr am Nachmittag. Das sind zwar acht Stunden, aber für die Blutbildung ist hier nicht in gleicher Weise gesorgt. Unser Körper hat eine biologische Uhr, die die verschiedenen Körperprozesse im Verlauf eines Tages steuert. In der TCM wird sehr genau beschrieben, wie sich das Qi in den Meridianen bewegt. Vereinfacht gesagt, handelt es sich um eine Art Zeitplan für die zwölf Meridiane. Leber- und Gallenmeridian sind für die Blutbildung zuständig und nur nachts aktiv. Deshalb ist es für eine optimale Blutbildung wichtig, dass wir diese Zeit für tiefen Schlaf nutzen können.

Es gibt neben diesen beiden großen Faktoren noch sekundäre Einflüsse auf die Blutbildung. Sie können wie Stress oder Depressionen innerer Natur sein oder wie Umweltgifte von außen kommen, aber alles in allem ist Mangel an Körperenergie in den meisten Fällen auf Schlafmangel und schlechte Nahrungsverwertung zurückzuführen. Wenn wir den Körper gut ernähren und ihm viel Gelegenheit zur Blutbildung geben, wird es mit der Körperenergie und Gesundheit mit der Zeit aufwärtsgehen.

Das Selbstheilungs-

system weiß,

in welcher

Reihenfolge die Organe

zu bearbeiten sind.

Alex Wu

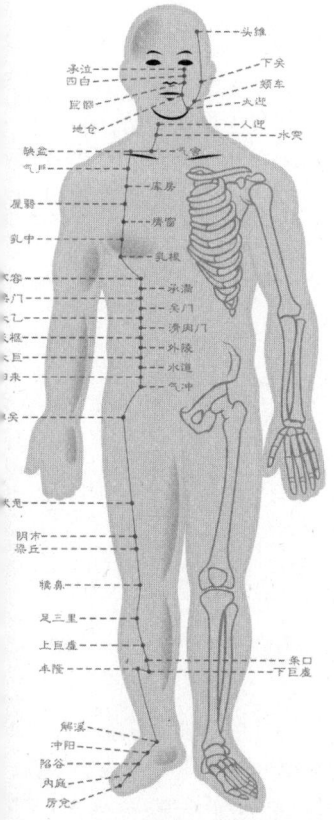

3

Der menschliche Körper
in der chinesischen Medizin

Bevor wir näher auf die Selbstheilung des Körpers eingehen, müssen wir uns die grundsätzliche Beschreibung des menschlichen Körpers in der TCM vergegenwärtigen. In der chinesischen Medizin wird der Körper in seiner Gesamtheit als ein System gesehen. Alle Organe sind miteinander verbunden, kein einziges arbeitet für sich allein, und so werden sie in der chinesischen Diagnostik auch niemals isoliert betrachtet. Die Diagnostik beruht vielmehr auf der vielfältigen funktionellen Verflochtenheit der Organe.

Der Körper besitzt viel zu viele Organe, als dass man sie alle einzeln und in ihren Wechselwirkungen betrachten könnte. Nehmen wir, um das zu verdeutlichen, einmal an, der Körper bestehe nur aus Herz und Augen. Wie viele Verbindungslinien lassen sich zwischen zwei Organen ziehen? Eine einzige. Wenn Sie jetzt dazu noch eine Lunge haben, lassen sich drei Verbindungslinien ziehen: Herz – Lunge, Lunge – Augen und Herz – Augen. Wenn wir jetzt weitere Organe hinzufügen – Gehirn, Ohren, Nase, Mund, Hände, Füße, Haut, Haar, Dünndarm, Dickdarm und so weiter –, steigt die Anzahl der möglichen Verbindungen exponentiell und wird rasch völlig unübersichtlich.

Qigong ist eine Bewegungsmeditation, die es in China seit Jahrtausenden gibt. Bei dieser Praxis geht es vor allem darum, Qi aufzubauen und zu leiten. Vor sehr langer Zeit fand man heraus, dass Qi im menschlichen Körper entlang bestimmter Bahnen fließt. (Wir sind von Geburt an mit Qi ausgestattet, und diese Energie ist mit herkömmlichen modernen Methoden nicht zu messen. In Taiwan hat man jetzt Apparaturen entwickelt, die eine Art Abbild oder Nachahmung des Körper-Qi erzeugen, und dieses Qi-Imitat lässt sich so auf Meridianpunkte ausrichten, dass sich in den Meridianen etwas ändert. Es könnte sein, dass sich die Existenz des Qi mit dieser Technik bald nachweisen lässt.) Qigong-Praktizierende haben diese Qi-Ströme nun zeichnerisch dargestellt und damit die Meridiankarten geschaffen, die wir heute kennen. Die Schamanen der Inka in Südamerika haben vor langer Zeit ebenfalls solche Karten besessen. Diese beiden Kulturen liegen praktisch an entgegengesetzten Enden der Welt, und doch haben sie sehr ähnliche Meridiankarten hervorgebracht.

Mit zunehmender Erfahrung konnten die Qi-Punkte im Laufe der Zeit zu Gruppen zusammengefasst und bestimmten Verläufen zugeordnet werden, die wiederum für bestimmte Organe zuständig waren. So kam es schließlich zum System der vierzehn Meridiane oder Leitbahnen, von denen zwölf paarig angelegt sind und als Funktionskreise aufgefasst werden, die bestimmten Organsystemen zugeordnet sind. Die übrigen beiden verlaufen auf der Vorder- und Rückseite des Körpers entlang seiner Mittellinie und werden als »Lenkergefäß« und »Konzeptionsgefäß« bezeichnet. Weiterhin fiel den Qigong-Praktizierenden auf, dass bei Störungen bestimmter Organe die zugehörigen Meridiane ihre Leitfähigkeit einbüßten. Sie entwickelten Behandlungsmethoden, mit denen man so auf Meridianpunkte einwirken konnte, dass die Meridiane wieder durchlässig wurden und in der Folge auch die Organstörung verschwand.

Wir können die Meridiane als Signalwege für die Aufrechterhaltung der Körperfunktionen betrachten. Wenn ein Organ oder Organsystem nicht richtig funktioniert, werden entsprechende Signale in die zugehörigen Meridiane geleitet, woraufhin bestimmte Punkte auf diesen Meridianen empfindlich und schmerzhaft werden. Erreichen diese Signale das Gehirn, berühren, reiben oder drücken wir die Punkte instinktiv. Dadurch können sie wieder durchlässig werden, sodass sich die Störung im betroffenen Organ löst.

Nicht alle Organe besitzen eigene Meridianpunkte, und entsprechend werden die Organe in zwei Rubriken eingeteilt: mit und ohne Meridianpunkte. Organe mit Meridianpunkten werden direkt über diese Punkte behandelt, was bei Organen ohne Punkte natürlich nicht der Fall ist. Wird bei einem Organ ohne Punkte eine Störung festgestellt, nimmt man an, dass die Funktionsstörung nicht von diesem Organ selbst ausgeht, sondern von einem der zwölf mit dem Meridiansystem verknüpften Organe – und dieses Organ muss dann behandelt werden. So besitzt beispielsweise die Haut keinen eigenen Meridian. Trockene Haut kann Missempfindungen, aber auch krankhafte Zustände auslösen. Trockene Haut rührt nun aber vor allem daher, dass es dem Körper nicht gelingt, seine Flüssigkeit dem Bedarf entsprechend auf alle Systeme zu verteilen. Für die Wasserverteilung ist jedoch die Lunge zuständig, und folglich gehen die Störungen von ihr aus. Um die Hautprobleme zu beheben, muss die Lunge behandelt werden.

Zur vereinfachenden Systembeschreibung werden also zuerst alle Organe unmittelbar oder mittelbar den zwölf Meridianen zugeordnet. Im zweiten Schritt betrachtet man dann die Beziehung zwischen diesen zwölf Meridianen: Herz-, Dünndarm-, Leber-, Gallenblasen-, Milz-, Magen-, Lungen-, Dickdarm-, Nieren-, Blasen-, Perikard(Herzbeutel)-Meridian sowie der mit der Brusthöhle assoziierte Sanjiao oder »dreifache Erwärmer«.

Der menschliche Körper ist in sich selbst ein System, das heißt, alle Organe sind innig miteinander verknüpft. Nach chinesischer Auffassung kann man ihn vereinfachend als ein Gefüge von zwölf Subsystemen auffassen, die von den zwölf Hauptmeridianen regiert werden. Sind die Beziehungen zwischen ihnen einmal erfasst, können wir im Zusammenhang erklären, wie die innere Kommunikation des Körpers läuft, wie er mit Krankheiten umgeht und wie diese Krankheiten zu behandeln sind. Abb. 2 zeigt die zwölf Hauptmeridiane und die sechsundsechzig Verbindungslinien, die zwischen ihnen gezogen werden können.

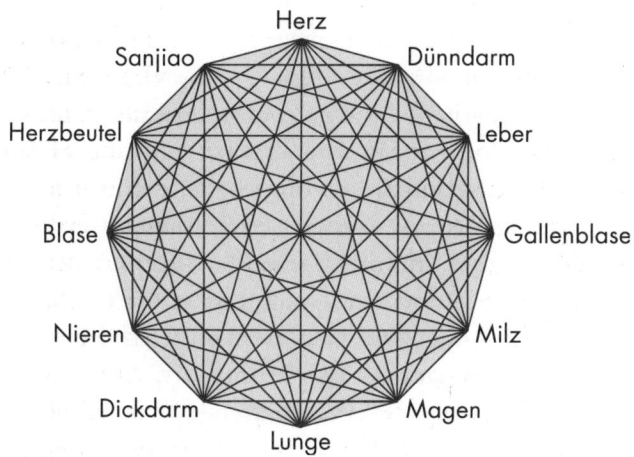

Abb. 2: Zwölf Hauptmeridiane und Beziehungen zwischen den Organen

Da es eine langwierige und schwierige Arbeit ist, alle diese Beziehungen zu beschreiben, wurde das System weiter vereinfacht. Wenn wir uns die Meridianverläufe ansehen, zeigt sich, dass sechs von ihnen den Armen zugeordnet sind (Herz, Dünndarm, Lunge, Dickdarm, Herzbeutel und Sanjiao) und die sechs übrigen den Beinen (Leber, Gallenblase, Milz, Magen, Nieren und Blase). Weiterhin verlaufen drei der Armmeridiane an der Innenseite der Arme und die übrigen drei an der Außenseite. Die innen und außen verlaufenden Meridiane entsprechen einander und bilden drei Paare mit den Zuständigkeitsbereichen Herz und Dünndarm, Lunge und Dickdarm sowie Herzbeutel und Sanjiao. Die gleiche Paarbildung lässt sich bei den sechs entlang der Beine verlaufenden Meridianen vornehmen: Leber und Gallenblase, Nieren und Blase sowie Milz und Magen.

Herzbeutel- und Sanjiaomeridian sind für das Blut

beziehungsweise Qi des Körpers zuständig – der Herzbeutelmeridian für den Blutfluss und der Brusthöhlenmeridian
für den Fluss des Qi. Zusammen werden sie als das Energie-
steuerungssystem des Körpers betrachtet. Wir wollen sie
für den Moment einmal aus unserer Betrachtung heraus-
nehmen und uns auf die übrigen zehn konzentrieren.

In der nächsten Abbildung sehen Sie links die Innenseite
des linken Arms und rechts seine Außenseite. An der Innenseite sind Herz-, Lungen- und Herzbeutelmeridian zu erkennen. Der Lungenmeridian ist eng mit der Funktionsfähigkeit der Lunge verbunden, die sich verbessern lässt,
wenn man diesen Meridian massiert. Das Gleiche gilt für
Herz- und Herzbeutelmeridian, die man ebenfalls massieren kann, um die Funktion der zugehörigen Organe zu verbessern. Am rechten Arm finden wir die gleichen Meridiane, wieder insgesamt sechs. Die übrigen sechs Meridiane
verlaufen entlang der Beine, und zwar wiederum rechts und
links gleich. Die Meridianverläufe sind an der linken und
rechten Körperseite symmetrisch.

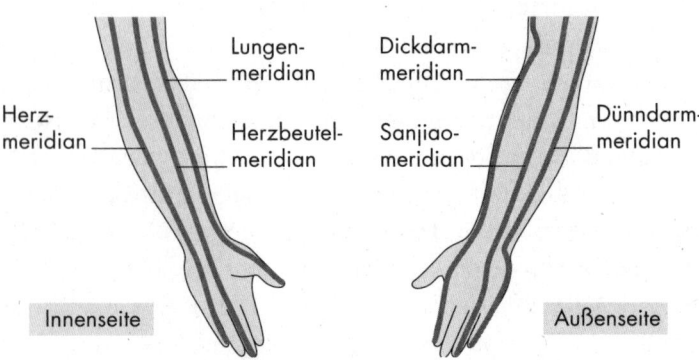

Abb. 3: Meridianverläufe innen und außen

In Abb. 3 sehen Sie die Außenseite des linken Arms mit Dickdarm-, Dünndarm- und Sanjiaomeridian. Auch hier gilt, dass durch Massage der Meridiane die Funktionsfähigkeit der zugeordneten Organe verbessert werden kann. Die Wirkung des Sanjiao erstreckt sich auf die Brusthöhle. Massiert man ihn, wird in diesem Bereich der Qi-Fluss erhöht, was bei Missempfindungen im Rumpf als erleichternd empfunden wird.

Die Spitzen von in den Herz- und Dünndarmmeridian eingestochenen Nadeln liegen sehr nah beieinander. Ähnlich auch wenn Herzbeutel- und Sanjiaomeridian sowie Lungen- und Dickdarmmeridian gestochen sind. Diese Meridian-Paare sind in der TCM-Diagnostik von großer Bedeutung. Durch praktischen Umgang mit dem System stellte sich im Laufe der Zeit heraus, dass Krankheitszustände, von denen ein bestimmter Meridian betroffen ist, direkte Auswirkungen auf den zweiten Meridian haben, mit dem er ein Paar bildet. Nehmen wir als Beispiel jemanden, der eine Erkältung hat. In der TCM beschreibt man das als Kälteeinwirkung auf das Lungensystem. Erfahrungsgemäß leiden viele Patienten bei einer Erkältung auch an Verstopfung oder Durchfall. Es handelt sich um Wechselwirkungen zwischen Lunge und Dickdarm und zwischen den zugehörigen Meridianen.

Was den Bau der Organe angeht, unterscheidet man zwischen Zang- und Fu-Organen. Zang-Organe – Herz, Leber, Nieren, Milz, Lunge und Herzbeutel – sind von komplexer innerer Anlage, und bei Fu-Organen handelt es sich um Hohlorgane: Dünndarm, Gallenblase, Blase, Magen, Dickdarm und Sanjiao. Wir haben also fünf Zang- und fünf

Fu-Organe, wobei jedem Zang-Organ ein Fu-Organ zugeordnet ist und dadurch fünf Paarungen oder Subsysteme entstehen – ein weiterer Schritt der Vereinfachung. Die ursprünglich sechsundsechzig Beziehungsmöglichkeiten sind jetzt auf zehn reduziert, und das entspricht der traditionellen Diagnostik nach der Fünf-Elemente-Lehre.

Wir sind von einer Vielzahl von Organen ausgegangen und durch Vereinfachung zum System der zwölf Hauptmeridiane gelangt. Mit der Einteilung in Zang und Fu haben wir diese zwölf auf fünf Paare (plus zwei Meridiane für Blut und Qi) reduziert. Jetzt müssen wir zum Abschluss nur noch die Beziehungen zwischen den fünf Meridianpaaren darstellen (siehe Abb. 4).

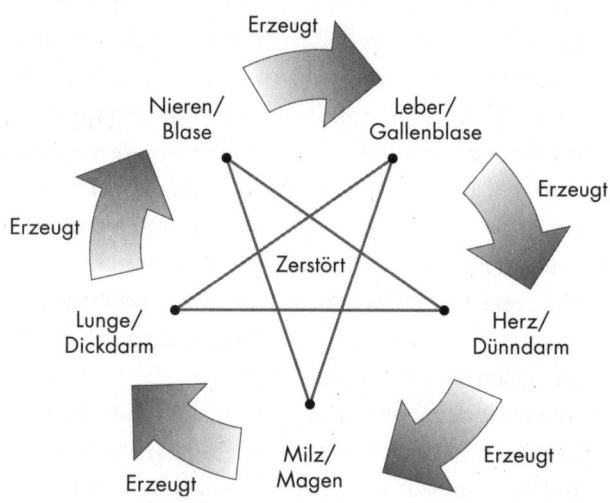

Abb. 4: Die fünf Meridianpaare

Wir leben in einer Zeit vieler chronischer Erkrankungen, deren Ursachen unbekannt sind. Das könnte zu einem Großteil daran liegen, dass uns ein systematisches Verständnis der Logik des menschlichen Körpers fehlt. Haben wir jedoch das System der Wechselbeziehungen zwischen den Organen erfasst, verstehen wir beim Auftreten von Störungen und Symptomen viel leichter, worauf der Körper eigentlich aus ist. Unter diesem Gesichtspunkt ist die TCM-Diagnostik der modernen Medizin um dreitausend Jahre voraus.

Was die Menschen in weiter zurückliegenden Jahrtausenden ersannen, war eher einfacher Natur, und nur ganz wenige besaßen ein systematisches Verständnis irgendeines Sachgebiets. Die Fünf-Elemente-Lehre galt als etwas Metaphysisches, womit sich nur die Eingeweihten auskannten. Im heutigen Zeitalter der Elektronik ist uns das Systemdenken längst nicht mehr so fremd. Wir brauchen uns die Einzelheiten der Fünf-Elemente-Lehre nicht mehr einzuprägen, sondern können sie uns logisch herleiten. Sie ist eigentlich nichts anderes als die ersten physikalischen Modelle, die erst durch systematisches Experimentieren untermauert werden mussten. Genauso müssten sich jetzt viele Wissenschaftler dieses Fünf-Elemente-Modells annehmen, um es auf Herz und Nieren zu prüfen. In einer Zeit, in der chronische Krankheiten ein großes Problem darstellen, könnte dieser Ansatz einen Versuch wert sein. Vielleicht würde er im Unterschied zum analytischen Vorgehen der modernen Medizin eher die wahren Zusammenhänge im Körper zutage fördern, die uns erlauben würden, chronische Krankheiten wirklich zu heilen.

Die Meridiane
als Leitbahnen für Körperflüssigkeit

Eine der Funktionen der Meridiane besteht darin, Flüssigkeiten zu leiten. Chinesische und japanische Forscher stießen als erste auf diesen Aspekt der Meridiantheorie. Ich habe daraus eine Form der häuslichen Massage abgleitet und konnte damit schon Angehörigen und Freunden bei der Überwindung chronischer Krankheiten helfen. Die Anwendung ist einfach, und es kommt nicht darauf an, bestimmte Meridianpunkte genau zu treffen. Die Wirkung ist genauso gut, wenn man einfach die nähere Umgebung eines Meridianpunktes bearbeitet. Auch wer keine Erfahrung mit Massage besitzt, kann das zu Hause an sich selbst ausprobieren.

Ansatz dieser Massagetechnik ist wie gesagt der Gedanke, dass die Meridiane Körperflüssigkeit leiten. Es geht hier nicht wie bei vielen klassischen Massagetechniken um eine Lockerung der Muskulatur. Man möchte vielmehr die Fließgeschwindigkeit der Körperflüssigkeit erhöhen und damit die Funktionen des Körpers unterstützen. Die Fließeigenschaften in den Meridianen sind aus der Sicht der chinesischen Medizin wichtig für die zugeordneten Organe, und darum geht es eigentlich bei dieser Massagetechnik. Man stärkt das zu einem Meridian gehörige Organsystem, und so kann sich die gesundheitliche Verfassung des Körpers auf natürliche Weise zum Besseren wenden.

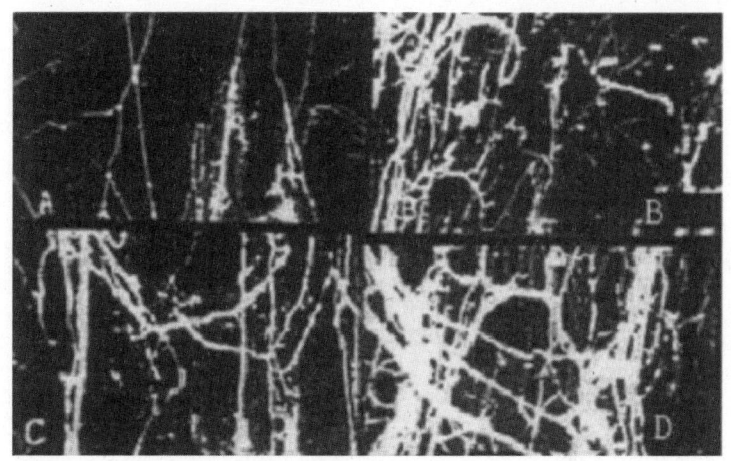

Abb. 5: Menschliche Kapillaren an beliebigen Stellen im Körper

Professor Fei Lun und sein Forschungsteam an der Fudan-Universität in Schanghai stellten fest, dass die Kapillaren oder feinsten Blutgefäße im menschlichen Körper im Allgemeinen unregelmäßige Verläufe zeigen (wie in der obigen Abbildung dargestellt), während die folgende Abbildung erkennen lässt, dass sie in der Nähe von Meridianpunkten anscheinend parallel zum jeweiligen Meridian verlaufen. Da es nach den Untersuchungen dieser Forscher außerdem Blutdruckunterschiede zwischen verschiedenen Punkten ein und desselben Meridians gibt, gingen sie davon aus, dass zwischen den Meridianpunkten etwas fließt. Die Körperflüssigkeit fließt in diesem Fall aber nicht in Blutgefäßen oder Kapillaren, sondern außerhalb der Blutbahn. Man kann demnach vermuten, dass die Meridiane ein System von Leitbahnen für Körperflüssigkeit bilden.

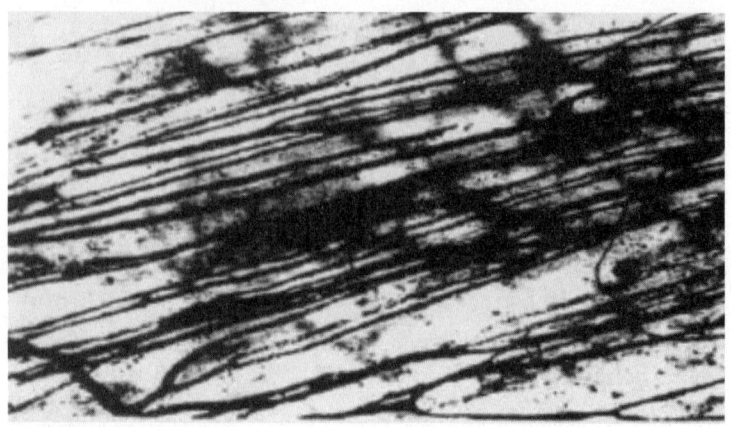

Abb. 6: Menschliche Kapillaren in der Nähe von Meridianpunkten

Professor Fei Lun spritzte an Körperstellen mit bekannten Meridianverläufen sehr schwach radioaktives Material, um zu beobachten, wie sich der radioaktive Stoff in diesem Meridian bewegt. Im Verlauf des Experiments war tatsächlich eine Bewegung entlang des Meridians zu erkennen, und das spricht dafür, dass es sich bei den Meridianen um über den ganzen Körper verteilte Flüssigkeitsleitbahnen handelt.

Sie dienen einem ähnlichen Zweck wie die Blutgefäße, das heißt, sie transportieren Nährstoffe zu den Zellen und sorgen zugleich für den Abtransport von Abfallstoffen. Wir können sie uns in dieser Hinsicht als eine Art Back-up-System für die Blutgefäße vorstellen. Die meisten Zellen unseres Körpers sind von Flüssigkeit umgeben. Nährstoffe gelangen von den größeren Blutgefäßen in die Kapillaren und von dort aus schließlich in die Gewebeflüssigkeit zwischen den Zellen, wie in der nächsten Abbildung zu erkennen ist. Die Zellen nehmen Nährstoffe aus dieser Flüssigkeit auf und geben ihre Abfallstoffe an sie ab. Von den Fließeigenschaften dieser Flüssigkeit hängt nun die Effektivität dieses Stoffaustausches ab. Wenn die Fließfähigkeit in den Meridianen aufgrund verschiedener pathogener Faktoren abnimmt, können dadurch krankhafte Erscheinungen wie Ekzem, Lupus, Fettleibigkeit, Asthma und Haarausfall entstehen. Zu solchen Krankheiten kommt es, wenn der Körper die Abfallstoffe nicht mehr in der erforderlichen Weise aus den Meridianen entfernen kann. Deshalb zählt die Verbesserung der Fließeigenschaften in den Meridianen in der TCM zu den wichtigsten Elementen des Heilungsprozesses.

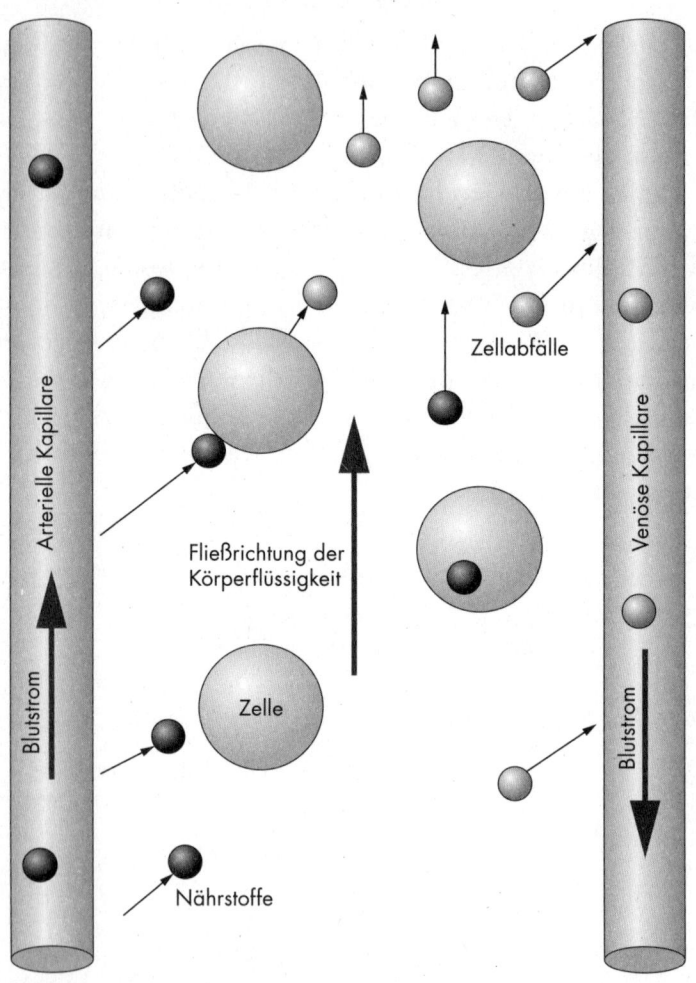

Abb. 7: Der Stoffaustausch in der Zwischenzellenflüssigkeit

Und wie verbessern wir den Durchfluss in den Meridianen? Zwölf Hauptmeridiane und etliche Nebenmeridiane durchziehen den gesamten Körper. Es wäre schwierig, alle diese Meridiane einzeln zu bearbeiten, um die Flüssigkeit in ihnen in Bewegung zu halten. Zum Glück gibt es hier eine ebenso einfache wie wirkungsvolle Methode.

In der TCM gilt der Blasenmeridian als besonders wichtig für den Abtransport von Schlacken. Auf diesem Meridian finden wir Punkte, die mit den zwölf Hauptmeridianen korrespondieren. Betrachten wir den Blasenmeridian als den großen Abwasserkanal des Körpers, in dem alle Zellabfälle der übrigen elf Hauptmeridiane zusammenfließen. Er transportiert die Abfälle zur Niere, von wo aus sie zur Blase gelangen und schließlich mit dem Harn ausgeschieden werden. Wenn wir also den Durchfluss im Blasenmeridian verbessern, wird die gesamte Schlackenausscheidung effektiver, und das wiederum verbessert die Fließeigenschaften in allen Meridianen.

Die verschiedenen Flüssigkeitskreisläufe des Körpers sind nur aktiv, solange der Mensch lebt. An einem Verstorbenen kann man sie also nicht mehr beobachten. Auf dem gegenwärtigen Stand der Technik sind wir noch nicht in der Lage, die Bewegung der Körperflüssigkeit am lebendigen Menschen zu beobachten. Deshalb bleibt dieses Modell der Körperflüssigkeit einstweilen Theorie. Wir können sie zwar mathematisch berechnen, aber noch nicht sichtbar machen.

Die Meridiane des Körpers verlaufen alles in allem vertikal, manche von den Händen zum Kopf, manche vom Kopf zu den Füßen und wieder andere von den Füßen zum Rumpf. Da zwischen den Knochen und der Knochenhaut ein intensiver Flüssigkeitstransport stattfindet, laufen die meisten Meridiane an den Knochen entlang, wie es in der folgenden Abbildung dargestellt ist.

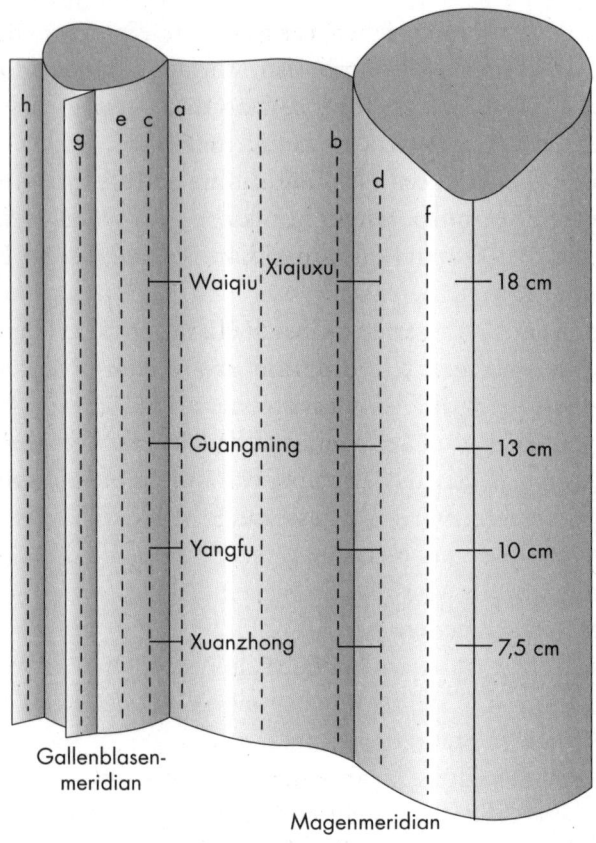

Abb. 8: Meridianverläufe entlang der Knochen

Wie dieser Abbildung weiterhin beispielhaft zu entnehmen ist, scheinen die meisten Punkte eines Meridians auf der gleichen Höhe zu liegen wie entsprechende Punkte auf anderen Meridianen. Wenn wir alle Punkte von gleicher Höhe miteinander verbinden, entstehen horizontale Linien, die rings um den Körper verlaufen und alle im Blasenmeridian enden. Es könnte also sein, dass Zellabfälle auf zwei Wegen entsorgt werden. Der erste ist der bekannte Weg über das Blut, das in Leber und Milz gefiltert wird, sodass die Schlacken schließlich ausgeschieden werden. Der zweite wäre der Flüssigkeitsstrom in den Meridianen, der Abfallstoffe dem Blasenmeridian und zuletzt der Harnblase zuleitet.

Nach diesen Vorgaben habe ich eine Reihe von Massagetechniken entwickelt, die darauf angelegt sind, die Fließeigenschaften im Blasenmeridian zu verbessern. Auf diese Massagetechniken gehe ich im 6. Kapitel ein. Regelmäßige Massagen dieser Art können bei verschiedenen chronischen Krankheiten deutliche Verbesserungen bewirken.

Das Selbstheilungssystem

Bei der Behandlung chronischer Krankheiten nach der chinesischen Methode geht es zuerst und vor allem darum, die Selbstheilungskräfte des Körpers aufzubauen – um die Krankheit kümmert er sich dann schon selbst. Anders gesagt: Aus der Sicht der chinesischen Medizin ist eigentlich der Körper mit seinem Selbstheilungssystem der Arzt. Der äußere Arzt kann den Heilungsprozess nur unterstützend begleiten. In der modernen Medizin dagegen traut man dem Körper nicht zu, dass er die Heilung selbst zustande bringt. Die Behandlung chronischer Krankheiten liegt allein in den Händen des Arztes.

Meine Erfahrung als Ingenieur für Produktentwicklung sagt mir, dass man bei der Entwicklung eines komplexeren Produkts gleich auch an die Instandhaltung denken muss. Bei einem Laptop beispielsweise muss alles so gestaltet sein, dass eventuelle Reparaturen leicht durchzuführen sind, und es muss Diagnoseinstrumente geben, mit denen auch der durchschnittliche Nutzer zurechtkommt – ansonsten kann man nicht mit einer hohen Lebenserwartung des Gerätes rechnen. Ein menschlicher Körper hält im Allgemeinen Jahrzehnte, wenn nicht ein ganzes Jahrhundert. Darüber hinaus ist er weitaus komplexer und feiner abgestimmt als jedes Produkt der Ingenieurskunst. Bei dieser langen Haltbarkeit muss der Körper über ein annähernd perfektes System der Selbst-Instandhaltung verfügen, schließlich haben auch unsere frühen Vorfahren in vortechnischer Zeit Jahrzehnte gelebt.

Aber auch ein mit starken Selbstheilungsmechanismen ausgestatteter Körper wird ab und zu krank. Das kann vorkommen, wenn die Gesamtenergie des Körpers zu schwach ist, sodass sein Selbstheilungssystem nicht reibungslos funktioniert. Es kann aber auch sein, dass auftretende Symptome einfach zu einem gerade laufenden Selbstheilungsprozess gehören.

Da die moderne Medizin die Gesamtenergie des Körpers nicht messen kann und die chinesische Medizin noch nicht über die technische Ausrüstung dafür verfügt, bleibt zur Beurteilung der Energie eines Patienten nur die unmittelbare Beobachtung. Das Hautbild beispielsweise gibt viele Anhaltspunkte. Neugeborene verfügen aus der Sicht der chinesischen Medizin über viel Blut und Qi. Bei älteren Menschen nehmen Blut und Qi ab. Deshalb sagt man: Je ähnlicher das Hautbild eines Menschen dem eines Babys ist, desto stärker ist seine Gesamtenergie. Babyhaut ist weich und frisch, bei Erwachsenen wird sie trockener und matter. Das lässt sich auch durch Sonnenbräune nicht übertünchen, denn neben der Farbe zählt zudem die Beschaffenheit der Haut. Gesunde gebräunte Haut ist glatt und weich, ungesunde eher rau und faltig. Die Lippen verraten ebenfalls eine Menge. Die Lippen kleiner Kinder sind rosig, bei Erwachsenen werden sie dunkler. Weitere Punkte zur Beurteilung der Gesamtenergie betreffen die Augen und den Zustand des Haars. Nach all diesen Anzeichen hält ein chinesischer Arzt Ausschau.

Wenn die energetische Verfassung ermittelt ist, fragt der TCM-Arzt, ob es vor dem Einsetzen der Beschwerden irgendwelche Veränderungen im Leben des Patienten gab. Von da aus lässt sich dann bestimmen, in welche Richtung die Gesundheit des Patienten gerade tendiert, aufwärts oder abwärts. Daraus wiederum ist abzuleiten, ob eine Krankheit vorliegt oder der Körper gerade mit Wartungsarbeiten beschäftigt ist. Erst dann kann eine Behandlungsentscheidung getroffen werden.

Schwellung und Juckreiz nach einer Schnittverletzung gehören zum normalen Heilungsgeschehen. Diese Symptome sind äußerlich, vergehen bald wieder und werden als völlig normal empfunden. Deshalb gehen wir hier nicht von einer Krankheit aus, sondern sagen uns, dass der Körper gerade mit einer Reparatur beschäftigt ist. Wenn der Körper seine Organe in Schuss hält, kann man ebenfalls mit unangenehmen Symptomen rechnen. Diese Symptome spielen sich jedoch nicht an der Oberfläche ab, und da sich das Geschehen nicht direkt beobachten lässt, kann man es fälschlich für eine Krankheit halten. In der modernen Medizin führt das mangelnde Verständnis vom Selbstheilungssystem des Körpers häufig zu solchen Fehleinschätzungen.

In der chinesischen Medizin geht es wie gesagt ganz überwiegend darum, die Selbstheilungsmechanismen des Körpers zu unterstützen. Wenn man nur die vom Selbstheilungsgeschehen hervorgerufenen Symptome zu lindern versucht, ist das nach Auffassung der TCM ein »oberflächliches« Vorgehen. Andere Behandlungsformen streben die Vermehrung der Gesamtenergie des Körpers an, damit seine Selbstheilungskräfte zunehmen und er die Krankheit schließlich selbst bereinigen kann. Hier, würde die TCM sagen, wird das Problem »von der Wurzel her« gelöst.

Wie funktioniert Selbstheilung?

Selbstheilung ist eine beobachtbare Fähigkeit des Körpers, und doch übersehen wir sie oft. Wir wissen, dass sie bei äußeren und inneren Verletzungen eine wichtige Rolle spielt. Das ist bekannt und vielfach belegt. Tatsächlich ist es erst der Anfang. Im Körper finden ständig Abnutzungsprozesse statt. Vergleichen wir ihn mit einem Computer: Immer wenn Sie Ihren Computer benutzen, verliert er ein wenig von seiner ursprünglichen Stabilität, und wenn Sie ihn falsch einsetzen, kann die Abnutzung dadurch beschleunigt werden. So ist auch der Körper täglicher Beanspruchung ausgesetzt, und sein Selbstheilungssystem ist das, was die Abnutzung verlangsamt, sodass er länger lebt.

Nach Auffassung der TCM stellt der Körper hier eine Kosten-Nutzen-Rechnung an. Er stellt sich Fragen wie: »Wenn ich hundert Einheiten Energie einsetzen kann, sind sie dann für Organ A von größerem Nutzen als für Organ B?« Der Entscheidungsprozess hat aber, wie die TCM sagt, noch ein paar weitere Ebenen. Das Selbstheilungssystem vermag die innere und äußere Verfassung des Körpers genau einzuschätzen, um dann in einem komplexen Entscheidungsprozess zu bestimmen, wann und wie die einzelnen Organe zu versorgen sind.

Verdeutlichen wir das am Beispiel der Psoriasis. Aus Sicht der chinesischen Medizin ist die Psoriasis so etwas wie ein Unfall, der die ganze Straße blockiert. Der Körper erkennt, dass sich unter der Haut geschädigtes und nicht mehr verwendbares Körpergewebe befindet, das irgendwie abtransportiert werden muss. Er geht die möglichen Transportwege durch und erkennt, dass die Meridiane blockiert sind und es viel zu aufwendig wäre, die Gewebetrümmer abzubauen und über die Blutbahn zu entsorgen. Daraufhin entschließt er sich für den kürzesten Weg, und der besteht darin, die Abfälle über die Haut aus dem Körper zu bekommen. Jetzt setzt er seine Energie ein, um die unbrauchbaren Stoffe über die Haut auszuscheiden. Wenn das geschafft ist, ist der Körper die Abfälle los, der Fluss in den Meridianen kommt wieder in Gang, und alles funktioniert wie zuvor. (Mehr zur Psoriasis im nächsten Kapitel.)

Es gibt zum Thema des körpereigenen Selbstheilungssystems kaum Forschungsberichte, und die wenigen sind weit verstreut. Die westliche Forschung berichtet gelegentlich von Einzelfällen spontaner Selbstheilung bei hartnäckigen Krankheiten, aber es wird nicht an Theorien zur Erklärung dieses Phänomens gearbeitet. Das liegt zum Teil an der enormen Komplexität des Selbstheilungsgeschehens, weshalb die Wissenschaftler noch nicht in der Lage sind, die vielfältig vernetzten Funktionen des Selbstheilungssystems quantitativ zu erfassen.

Einstweilen bleibt uns zur Konstruktion eines schlüssigen Zusammenhangs nur die Möglichkeit, unsere Beobachtungen zu den Aussagen der chinesischen Medizin in Beziehung zu setzen, um so zu einem übergreifenden Bild von den Funktionen des menschlichen Körpers zu gelangen. Wenn wir in der Zukunft über Instrumente verfügen, mit denen sich auch die von der TCM beschriebenen Phänomene objektiv messen lassen, werden wir diese Theorien quantitativ überprüfen können.

Energie-Management

Nach allem, was wir beobachten können, weiß der Körper sehr gut mit seiner Energie umzugehen. Er kennt die gegenwärtige Energieverteilung und kann danach bestimmen, wie viel Energie er beispielsweise für einen anstehenden Selbstheilungsprozess aufwenden kann. Wir werden uns den Energiehaushalt des Selbstheilungssystems jetzt anhand von fünf Grundaussagen vergegenwärtigen.

Grundsätzlich sollte es so sein, dass der Körper nur das an Energie verbraucht, was er an einem Tag generieren kann. Bei ungesunder Lebensweise kann es aber sein, dass er ins Defizit kommt und damit Tag für Tag weiterwirtschaften muss, ohne es ausgleichen zu können. Da er auch unter diesen Umständen irgendwie die Energie für einen ganzen Tag aufbringen muss, greift er seine Reserven an. Werden die Energiereserven eingesetzt, beschränkt der Körper die laufende Instandhaltung auf ein Minimum. Er wird hier nur aktiv, wenn lebensbedrohliche Probleme auftreten. Es ist ähnlich wie bei Ihrem Auto: Entweder lassen Sie es regelmäßig warten, oder Sie geben es erst dann zur Reparatur, wenn es nicht mehr funktioniert. Auch ohne die vorgesehenen Inspektionen wird der Wagen eine ganze Weile laufen, wenngleich die Wahrscheinlichkeit immer höher wird, dass er irgendwann streikt. Je nach Ihrer Finanzlage werden Sie sich für oder gegen die regelmäßige Wartung entscheiden, aber wenn das Auto nicht mehr geht, muss es sofort repariert werden, falls Sie es weiterhin benutzen wollen.

So ist es mit dem Selbstheilungssystem auch. Je nach dem Stand unserer Energie entscheidet es, welche Wartungsarbeiten es vornehmen wird und in welcher Reihenfolge. Solange Sie über viel Energie verfügen, werden alle Organe bestens versorgt. Ist das jedoch nicht der Fall, werden weniger wichtige Arbeiten als einstweilen nicht notwendig eingestuft und weggelassen. Irgendwann wird Ihr Selbstheilungssystem nur noch das Allernötigste tun, etwa bei Verletzungen oder Infektionen.

So ist zu erklären, weshalb Menschen von hoher Energie trotz ungesunder Lebensweise infolge beispielsweise von Arbeitsüberlastung trotzdem lange gesund bleiben. Es kann auch sein, dass der Körper seine Energiereserven einsetzt und in dieser Zeit die normalen Wartungsarbeiten vernachlässigt. Das wird als Erleichterung empfunden, da die laufende Instandhaltung mit Unannehmlichkeiten verbunden sein kann, die dann womöglich als Krankheit gedeutet und behandelt werden. Wenn das Selbstheilungssystem des Körpers eine Pause macht, wird sich der »User« des Körpers möglicherweise in dieser Zeit einigermaßen wohlfühlen.

Die Effektivität der Selbstheilung entspricht dem Energieniveau des Körpers

Es gilt für viele Systeme: Je höher die Energie, desto größer die Leistungsfähigkeit. Das Energieniveau des Körpers ist daran abzulesen, wie gut er sich selbst in Schuss hält.

In der chinesischen Medizin gilt, dass sich in den Körper eingedrungenes Kälte-Qi zuerst unter der Haut ansammelt. Wenn hier die Aufnahmekapazität erreicht ist, dringt Kälte-Qi weiter in die Tiefe und erreicht die Meridiane, zuerst die Fu- und dann die Zang-Meridiane. Zuletzt gelangt das Kälte-Qi meist in die Lunge. Stellen wir unsere Lebensweise nun so um, dass die Körperenergie zunimmt, kann der Körper das angesammelte Kälte-Qi wieder abbauen. Tiefer sitzendes Kälte-Qi ist schwerer zu entfernen, weshalb sich der Körper bei zunehmender Energie zuerst mit dem Kälte-Qi unter der Haut befasst. Es treten dabei Symptome wie Niesen, laufende Nase, Halsweh, mitunter auch Schwindel, Müdigkeit, Husten und Fieber auf. Da Kinder im Allgemeinen über viel Energie verfügen, fallen bei ihnen die Symptome heftiger aus, beispielsweise das Fieber. Mit den Jahren nimmt die Energie immer weiter ab, und deshalb werden die Symptome milder.

An diesem Beispiel wird erkennbar, wie der Körper je nach Energiestatus mehr oder weniger beherzt aktiv wird. Je weniger Energie, desto weniger effektiv die Selbstheilung. Wenn wir jetzt unseren gewohnten Nachteulen-Lebensstil aufgeben und nicht nur konsequent früh schlafen gehen, sondern auch andere schlechte Angewohnheiten abstellen, können wir mit einer Zunahme unserer Energie und dann auch mit einem immer besser funktionierenden Selbstheilungssystem rechnen.

Der *Kanon des Gelben Kaisers über Innere Medizin* schildert detailliert, wie wir unseren Körper in allen vier Jahreszeiten optimal versorgen können. Der Wechsel der Jahreszeiten bringt vor allem Temperaturunterschiede mit sich. In der Kälte des Winters verteilt der Körper seine Wärmeenergie so, dass die Kälte nicht bis in die Organe dringt. In dieser Zeit hat er kaum Energie für Wartungsarbeiten übrig und kümmert sich nur um Störungen, die wirklich dringend behoben werden müssen. Wenn Sie im Winter nicht warm genug gekleidet sind, kann Kälte-Qi in den Körper eindringen, der aber unter Umständen nicht sofort darauf reagiert, weil die Kälte zunächst nicht unmittelbar bedrohlich ist. Er verstaut das Kälte-Qi irgendwie bis zum Frühling, wenn die steigende Außentemperatur ihm erlaubt, es wieder zu entlassen. Dadurch kann es in dieser Zeit zu Erkältungen und Fieber kommen. Man verbindet das Kälte-Qi des Winters nicht unbedingt mit den im Frühjahr auftretenden Symptomen, der Zusammenhang bleibt unerkannt. Da die Folgen meist nicht unmittelbar zu spüren sind, ziehen wir uns im Winter oft nicht warm genug an.

Das Energieniveau bestimmt nicht nur, welchen Aufgaben sich das Selbstheilungssystem zuwendet, sondern von ihm hängt auch ab, wie gründlich die Arbeiten ausgeführt werden. Wenn man in mittleren Jahren etwas für seine Energie tut, kann es unverhofft zu Krankheiten und Beschwerden kommen, die man zuvor nicht hatte. Als das Problem ursprünglich auftrat, hatte der Körper nicht genügend Energie, um es gründlich zu bereinigen. Jetzt ist die Energie da, und gleich nimmt das Selbstheilungssystem seine Arbeit wieder auf.

 **Das Selbstheilungssystem wendet sich je nach Energiestand und Jahreszeit anderen Organen zu**

Die Erfahrung zeigt, dass die Instandhaltung des Herzens ein hohes Energieniveau verlangt. Der Sommer ist die Jahreszeit, in welcher der Körper auf seine ganze Energie zurückgreifen kann, und nur in dieser Jahreszeit kann sich das Selbstheilungssystem mit dem Herzen befassen.

Die Wiederherstellung des Herzens ist bei Erwachsenen selten zu beobachten. Eher beobachten wir sie bei Kindern, deren noch junger Körper weitaus mehr Energie besitzt. Ein Hitzschlag im Sommer schädigt auch das Herz, aber die Reparaturen werden möglicherweise nicht mehr im gleichen, sondern erst im nächsten Sommer vorgenommen. Meist geschieht das in den Morgenstunden zwischen fünf und sieben Uhr. Der Mensch scheint tief zu schlafen, doch tatsächlich setzt der Körper seine ganze Energie für die Wiederherstellung des Herzens ein. Der Mensch wacht dann nur schwer auf und schläft vielleicht bis zum Mittag, wenn man ihn lässt. Wenn Kinder im Sommer nicht aufwachen mögen, wird vielleicht gerade das Herz überholt, man sollte sie dann schlafen lassen, wenn es irgendwie möglich ist.

Bei Erwachsenen ist das Energieniveau generell niedriger, und wenn sie sich nicht ausdauernd um mehr Energie bemühen, wird es für den Körper sehr schwierig, eventuelle Herzschäden zu bereinigen.

 **Das Selbstheilungssystem weiß, in welcher Reihenfolge die Organe zu bearbeiten sind**

Das Selbstheilungssystem muss immer wissen, welches Organ als Nächstes überholt werden muss, um seine Funktion zu verbessern. Dabei muss es auch das Gleichgewicht zwischen den Zang- und Fu-Organen im Auge behalten. Es muss also über die Fähigkeit der Selbstdiagnose verfügen, um immer zu wissen, welche Organe besonders schlecht in Form sind. Ist das schwächste Organ repariert, wird sich sein Zustand nach und nach bessern, bis es nicht mehr das schwächste Organ ist. Dann beendet das Selbstheilungssystem seine Arbeit an diesem Organ und wendet sich dem nächstschwächeren zu. Der Reparaturprozess geht also von Organ zu Organ, und dabei können allerlei Missempfindungen auftreten. Der zyklisch von Organ zu Organ wandernden Selbstheilung entspricht ein stetiger Wechsel der Symptome.

Das Selbstheilungssystem hat andere Prioritäten als wir. So möchten wir alle Probleme, die sich auf unser Erscheinungsbild auswirken, möglichst schnell loswerden, zum Beispiel Fettleibigkeit und Hautkrankheiten. Für das Selbstheilungssystem geht es dagegen in erster Linie um das Überleben und die Funktionsfähigkeit der Organe. Fettleibigkeit und Hautprobleme sind unter diesem Gesichtspunkt weitaus weniger gefährlich als Störungen der inneren Organe. Deshalb setzt der Körper relativ geringfügige Probleme auf die Warteliste und kümmert sich erst dann um sie, wenn er mit den erforderlichen Arbeiten an den Organen fertig ist.

 **Gute Fließeigenschaften in den Meridianen sind eine der wichtigsten Bedingungen für ein voll funktionsfähiges Selbstheilungssystem**

Bei Psoriasis, haben wir gesagt, besteht das Problem vor allem darin, dass in den Meridianen nicht genügend Fluss ist. Deshalb ist die Erhöhung des Meridian-Durchflusses wichtig, um die Selbstheilung der Psoriasis einzuleiten.

Durch tägliche Meridianmassage kann man erreichen, dass die Flüssigkeit in den Meridianen wieder richtig fließt und die angesammelten Abfälle des Körpers abtransportiert werden können. Sie müssen dann nicht mehr über die Haut ausgeschieden werden, und die Psoriasis-Symptome werden nach und nach verschwinden.

Wenn wir die Heilung einer Hautverletzung verfolgen, ist zu erkennen, dass die Schorfe irgendwann nicht mehr benötigt werden und dann nur noch buchstäblich Abfall sind: Sie fallen ab. Entstehen solche Abfälle nach inneren Schädigungen, können sie nicht auf diese einfache Art entsorgt werden. Sie müssen aufgelöst und mit der Körperflüssigkeit entfernt und schließlich über die Blase ausgeschieden werden. Das stellt für die körpereigene Abfallentsorgung eine Belastung dar. Das Blut ist vorübergehend stärker mit Abfallstoffen angereichert, und das kann sich auch im Blutbild niederschlagen, aber wenn die Abfälle dann in Leber und Niere aus dem Blut gefiltert und schließlich ausgeschieden werden, normalisiert sich das Blut wieder. Auch in den Meridianen nimmt die Konzentration der Schlacken zu, und wenn diese Gefäße nicht ausreichend durchgängig sind, kann es in bestimmten Abschnitten der Meridiane zu Schmerzempfindungen kommen. In dem Fall massiert man am besten den Herzbeutel- und Blasenmeridian oder sorgt durch mehr Bewegung für besseren Stofftransport in den Meridianen.

Zusammenfassend können wir sagen, dass der dauerhaften Funktionsfähigkeit des Selbstheilungssystems am besten durch die Vermehrung von Blut und Qi gedient ist. Der verstärkte Flüssigkeitstransport in den Meridianen sorgt dann dafür, dass die bei der Selbstheilung anfallenden Abfälle leichter aus dem Körper entfernt werden können. Die Körperfunktionen nehmen ungehindert ihren Lauf, sodass sich keine neuen Abfälle anstauen, die die Organe behindern und möglicherweise chronische Krankheiten anbahnen.

Die Unterstützung des Selbstheilungssystems ist etwas ganz anderes als die Behandlung einer Krankheit durch den Arzt. Das Selbstheilungssystem kümmert sich nicht um eine bestimmte Krankheit, sondern baut grundsätzlich die Funktionsfähigkeit des Körpers auf. Die Vermehrung von Blut und Qi sowie der Abtransport von Abfällen sind die beiden wichtigsten aufbauenden Maßnahmen für das Selbstheilungssystem des Körpers, die Schlüssel zu einem gesunden Leben.

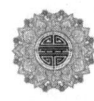

Unser Körper
ist ausgesprochen intelligent,
und einer der Hauptwege
der Entgiftung ist die Haut.

Alex Wu

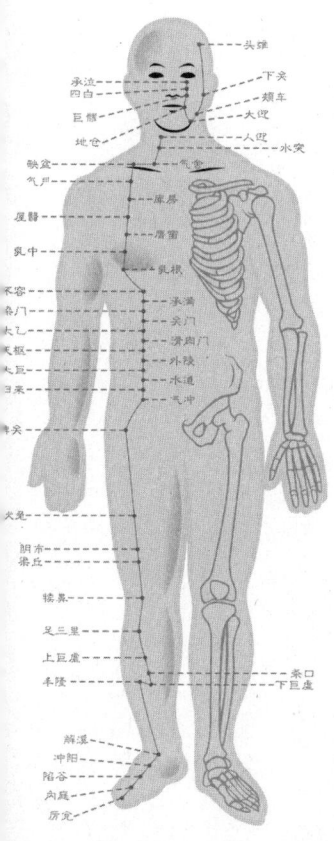

4

Psoriasis

Die Psoriasis oder Schuppenflechte ist eine chronische Haut-
krankheit, von der zwei bis vier Prozent der Weltbevölkerung
betroffen sind. Ihre Symptome sind schuppige Hautareale,
die rot oder weißlich sein können. Die Schuppen lösen sich
immer wieder, es entstehen Schwellungen, Schmerzen und
ein ständiger Juckreiz. Stellen Sie sich eine nie ganz heilende
Wunde vor, auf der sich immer wieder neuer Schorf bildet,
der dann abfällt. Wie bei den meisten chronischen Krankheiten sind die Ursachen letztlich unbekannt. Es werden
genetische Gründe vermutet, aber alles in allem zählt man
die Schuppenflechte zu den Autoimmunerkrankungen.
Außerdem gibt es – wie ebenfalls bei den meisten chronischen Krankheiten – keine Heilmethode. Man kann die
Symptome nur mit ständiger medikamentöser Behandlung
unter Kontrolle halten, in schweren Fällen aber nicht einmal
das. Schwere Schuppenflechte ist mit körperlichen und psy-
chischen Leiden verbunden, da sie auch das Aussehen der
Kranken entstellt. Viele achten bei jedem Wetter darauf,
dass Arme und Beine und möglichst auch der Kopf bedeckt
bleiben.

Eine meiner Verwandten in Taiwan bekam vor gut drei
Jahren Psoriasis. Der Prozess ihrer Heilung vertiefte mein

Verständnis der Krankheit und stärkte mein Vertrauen in die TCM. Die Schuppenflechte trat bei ihr an Kopf, Unterarmen, Brust, Rücken und Unterschenkeln auf, nicht großflächig, aber sehr weit verbreitet. Im Anfangsstadium suchte sie etliche Krankenhäuser auf und bekam unterschiedliche Einschätzungen von den Ärzten. Als die Diagnose Psoriasis schließlich feststand, war sie am Boden zerstört. »Ich habe immer noch das Informationsblättchen, das ich in der Klinik nach der Diagnose bekam«, erzählt sie. »Da steht auf der ersten Seite: ›Psoriasis ist unheilbar, aber die Symptome lassen sich medikamentös bessern.‹ Der Gedanke, für immer damit leben zu müssen, war bedrückend. Die Krankheit galt als unheilbar, und dass die Symptome wahrscheinlich immer schlimmer werden würden, war wirklich sehr deprimierend.«

Bei meiner eigenen Betrachtung der Krankheit ging ich von drei Grundgedanken der TCM aus. Der erste besagt, dass die Lunge die Haut regiert. Aus Sicht der TCM ist das Lungensystem – also das Organ zusammen mit dem Meridian – für die Wasserverteilung im Körper verantwortlich. Sie regeln die Verteilung nicht selbst, sondern steuern das Verteilungssystem des Körpers. Ist die Energie des Lungensystems schwach, kann der Körper die richtige Wasserverteilung nicht mehr sicherstellen. Nach außen hin wird das zunächst an trockener Haut erkennbar. Unsere Haut braucht eine gewisse Feuchtigkeit, um ihre eigene Oberfläche zu schützen. Bei Trockenheit wird die Haut krankheitsanfällig. Außerdem beeinträchtigt Wassermangel im Körper den Durchfluss in den Meridianen, sodass der Körper seine Schlacken nicht mehr so gut abtransportieren kann, und wie wir gesehen haben, können Schlackendepots in den Meridianen ebenfalls allerlei Hautstörungen hervorrufen.

Der zweite TCM-Grundsatz, an dem ich mich orientierte, bezeichnet die Haut als den wichtigsten Entgiftungsweg des Körpers. Der Körper entledigt sich also eines Großteils seiner Schlacken über die Haut. Zur Entstehung von Giftstoffen im Körper kommt es unter anderem durch die Aufnahme anorganischer Substanzen. Nur Pflanzen können anorganische Substanzen, etwa Mineralstoffe, direkt aufnehmen, in diesem Fall aus dem Boden. Tiere und Menschen können solche anorganischen Stoffe nur auf indirektem Wege, durch den Verzehr von Pflanzen oder Fleisch, aufnehmen. Abgesehen von Wasser und Salz, sind die meisten unserer Nahrungsquellen organischer Natur. In keinem Lokal bekommen wir einfach Steine und Metalle vorgesetzt, unser Körper würde damit nichts anfangen können. Die Natur sieht also eine organische Ernährung für uns vor, keine anorganische. Die moderne Wissenschaft hat jedoch dazu geführt, dass wir immer mehr anorganische Substanzen zu uns nehmen. Manches davon kann unser Körper verwerten, aber das nicht Verwertbare verwandelt sich im Körper in Giftstoffe. Wie gut, dass unser Körper über ein so effektives Entschlackungssystem verfügt! Über Leber und Nieren können Giftstoffe abgebaut werden, doch das hat manchmal Hautsymptome zur Folge.

Unser Körper ist ausgesprochen intelligent, und einer der Hauptwege der Entgiftung neben Leber und Nieren ist die Haut. Gerade anorganische Substanzen nehmen oft diesen Weg über die Haut. Ich ziehe hier gern die Haut von Fischen zum Vergleich heran. Wenn Fische in verschmutztem Wasser leben, sammeln sich die Giftstoffe vor allem in ihrer

Haut an. Auf ähnliche Weise weiß auch unser Körper zu verhindern, dass Giftstoffe mehr in die Tiefe, das heißt in die Organe, dringen. Das ist auch sehr sinnvoll, denn Giftstoffe können in Nieren und Leber schwere Schäden anrichten. Bei der Ausscheidung von Giftstoffen entstehen oft Hautsymptome. Manche Hautkrankheiten sind einfach Begleiterscheinungen von Entgiftungsprozessen.

In der heutigen Zeit sind wir vermehrt anorganischen Substanzen und Giftstoffen anderer Art ausgesetzt. Eine der Hauptquellen solcher Stoffe sind industriell verarbeitete Nahrungsmittel. Um die Kosten zu senken und gleichbleibende Produkteigenschaften zu gewährleisten, verwenden die Hersteller solcher Nahrungsmittel chemische Zusatzstoffe. Die wissenschaftlichen Nachweise der langfristigen Unbedenklichkeit solcher Zusatzstoffe sind oft dürftig und von begrenzter Aussagekraft. Darüber hinaus ist ein Zusammenhang zwischen solchen Zusatzstoffen und verschiedenen Krankheiten extrem schwer nachzuweisen. Da Tiere in der Natur keine anorganischen Substanzen fressen, können wir vielleicht annehmen, dass sie für uns auch nicht gut sind.

Giftstoffe gelangen nicht nur über die Nahrung, sondern auch auf anderen Wegen in unseren Körper. Kosmetische Produkte wie Haargel oder Haarfärbemittel beispielsweise können schädliche Stoffe enthalten, die über die Haut aufgenommen werden. Auch Waschmittel und Haushaltsreiniger können belastet sein. In der heutigen Welt ist der Kontakt mit Giftstoffen nicht mehr zu vermeiden. Das macht aber eine gesunde Lebensweise nicht überflüssig. Gerade weil wir um die Gefahren wissen, können wir die

Aufnahme von Giftstoffen gezielt verringern und die Entgiftungsfunktionen des Körpers verbessern.

Der dritte für die Heilung der Schuppenflechte bedeutsame TCM-Grundsatz lautet, dass die Meridiane Leitbahnen für Körperflüssigkeit sind. Von den Fließeigenschaften in den Meridianen hängt es ab, wie gut Nährstoffe zu den Zellen transportiert und Abfallstoffe abtransportiert werden können. Wenn in den Meridianen Stauungen entstehen, tut sich der Körper schwer, Abfallstoffe auf diesem Weg zu entfernen. Immer weitere Schlacken sammeln sich in den Meridianen an und können irgendwann Psoriasis-Symptome auslösen.

Psoriasis-Symptome aus neuer Sicht

Es genügt aber nicht, die Schuppenflechte unter den genannten TCM-Gesichtspunkten zu betrachten, sondern wir müssen uns insgesamt um eine neue Sicht dieser Krankheit bemühen. Dazu ist es wichtig, zwischen den Symptomen der Krankheit und ihren Ursachen eine Beziehung herzustellen.

Die moderne Medizin sieht Krankheiten generell unter dem Gesichtspunkt, dass Symptome auf eine durch pathogene Einflüsse zurückzuführende Fehlfunktion des Körpers hindeuten. Und wenn solche Fremdeinflüsse nicht auszumachen sind, werden oft innere Ursachen und Auslöser angenommen. Ganz im Unterschied dazu geht die TCM davon aus, dass der Körper intelligent ist und ein starkes Selbstheilungssystem besitzt. Bei der Betrachtung der Symptome einer Krankheit wird in der TCM immer an die Möglichkeit gedacht, dass die Symptome Ausdruck eines Selbstheilungsprozesses sein könnten und nicht einfach auf körperliche Fehlfunktionen hindeuten. Wenn Ersteres der Fall ist, bietet sich damit die Möglichkeit der vollständigen Heilung.

Die Heilung
der Schuppenflechte – ein Beispiel

Gehen wir also davon aus, dass Psoriasis-Symptome Ausdruck eines Selbstheilungsprozesses sind. Die Versuche des Körpers, Giftstoffe loszuwerden, lösen die Symptome aus. Dann wird auch klar, worauf die Behandlung zielen muss. Zweierlei hat zu geschehen:

1. Die Aufnahme von Psoriasis auslösenden Giftstoffen muss eingeschränkt oder beendet werden.
2. Der Körper muss die Gelegenheit bekommen, die Ausleitung von bereits aufgenommenen Giftstoffen abzuschließen.

Als ich meine an Psoriasis erkrankte Verwandte nach ihren Gewohnheiten fragte, stellte sich heraus, dass sie sich seit fünfzehn Jahren die Haare färbte. Beim Färben wird das Haar bekanntlich mit verschiedenen Chemikalien behandelt. Da die Hauterscheinungen zu einem Großteil an der Kopfhaut zu beobachten waren, lag die Vermutung nahe, dass die Färbemittel etwas damit zu tun hatten. Außerdem benutzte meine Verwandte regelmäßig Haarspray, um sich die Frisur zu stylen. Auch Haarsprays bestehen zu einem erheblichen Anteil aus schädlichen Substanzen. Angesichts dieser mutmaßlichen Ursachen konnte ich folgenden Heilungsplan vorschlagen:

3. Für ausreichend Schlaf sorgen, damit die Körperenergie stark bleibt. Nur dann kann der Körper sein Selbstheilungssystem wirksam einsetzen.
4. Die Aufnahme von Giftstoffen reduzieren. In diesem Fall musste also auf Haarfärbemittel und Haarspray gänzlich verzichtet werden. Darüber hinaus bemühte sich meine Verwandte um gute Ernährung mit möglichst wenig Zusatzstoffen und Konservierungsmitteln.
5. Tägliche Massage des Blasenmeridians und tägliches Haarekämmen. Der Blasenmeridian ist entscheidend für den Abtransport von Abfällen. Wenn man für gute Fließeigenschaften in diesem Meridian sorgt, beschleunigt das die körperliche Entschlackung. Diesem Zweck dient auch das Kämmen des Haars. Da die meisten Symptome an der Kopfhaut auftraten, verbesserte das Kämmen den Flüssigkeitstransport in dieser Gegend.

Der Heilungsprozess kann sich eine ganze Weile hinziehen. In den ersten Wochen oder sogar Monaten sieht man vielleicht überhaupt keine Fortschritte. So war es bei meiner Verwandten. Nachdem sie sich einen Monat lang an die genannten drei Punkte gehalten hatte, stellte sie an den befallenen Hautarealen keine Verbesserung fest. Immerhin fiel ihr auf, dass keine neuen Stellen hinzukamen. Nach einem halben Jahr Massage und gesunder Lebensweise gingen die Symptome allmählich zurück. Weitere drei Monate später waren Arme und Beine frei von Schuppenflechte. Bei der Kopfhaut dauerte es noch einmal drei Monate. Innerhalb eines Jahres seit dem Beginn der Behandlung war die Psoriasis dieser Frau vollkommen ausgeheilt.

Die ersten sechs Monate empfand sie als die schwierigsten. Die Fortschritte waren so minimal, dass sie den ganzen Ansatz und seinen gedanklichen Hintergrund infrage stellte. Ich konnte sie davon überzeugen, dass sie nichts zu verlieren hatte. Denn auch nach wissenschaftlichem Verständnis spricht nichts dafür, dass sich eine nicht behandelte Schuppenflechte verschlimmert. Eher ist es so, dass die reine Symptombehandlung der modernen Medizin die Krankheit nicht nur nicht heilt, sondern auf Dauer eine Verschlimmerung der Symptome bewirkt. Warum nicht erst einmal eine Heilung anstreben? Wenn es damit nichts wird, kann man immer noch auf schulmedizinische Medikamente zurückgreifen.

Zweifel ist das größte Hindernis für den Erfolg dieser Behandlung. Manchmal war meine Verwandte sehr enttäuscht, weil sie keine Fortschritte sah, und wenn sich doch etwas bewegte, war sie in Sorge, ob es nicht lediglich eine vorübergehende Besserung sei. Erst als die Schuppenflechte der Kopfhaut eindeutig abheilte und an kahlen Stellen wieder Haar nachwuchs, wagte sie, der Methode zu vertrauen.

Nach diesem Anfangserfolg konnte ich vielen weiteren Psoriasis-Patienten mit Rat zur Seite stehen, und auch hier gab es zumindest Teilerfolge. Ich stellte die Geschichte auf meine Website und erhielt viele Zuschriften, in denen die Wirksamkeit des Ansatzes bestätigt wurde. Ich behaupte nicht, dass die Methode für alle Psoriasis-Patienten geeignet ist, schließlich gibt es viele Formen dieser Krankheit, und manche Menschen sind vielleicht genetisch dazu veranlagt. Aber es handelt sich um eine Methode, die auf der TCM basiert und nach meiner Erfahrung durchaus wirksam ist. Wenn Sie keine Lust haben, die Krankheit lediglich mit Medikamenten in Schach zu halten, rate ich Ihnen, diese Methode auszuprobieren, die zur vollständigen Heilung führen kann.

Haarausfall – meine eigenen Erfahrungen

Von Haarausfall sind viele Männer über dreißig betroffen. Neuere wissenschaftliche Forschungen lassen erkennen, dass Haarausfall immer früher einsetzt. Das Problem greift offenbar um sich. Zwar handelt es sich nicht um ein gefährliches Symptom, aber es könnte auf andere Gesundheitsstörungen hindeuten. Ich möchte deshalb jetzt von meinem eigenen Haarausfall erzählen – und von den Erkenntnissen, die ich gewonnen habe.

Es fing bei mir mit Mitte dreißig an. Damals bemerkte ich beim Aufstehen merkwürdig viele Haare auf meinem Kopfkissen. Wie jeder Mann in meinem Alter war ich verstört und probierte alles Mögliche gegen den Haarausfall aus. Erst dachte ich, er habe mit meiner Ernährung zu tun. Glutamat war in der Küche Taiwans eine häufig verwendete Zutat, und ich dachte, es könne an diesem Stoff liegen. Ich verbannte Glutamat aus meiner Ernährung, aber der Haarausfall wurde trotzdem schlimmer. Ich probierte Diäten aus, verwendete Haarwuchsmittel, aber nichts half. Was als langsam zurückweichender Haaransatz begonnen hatte, entwickelte sich innerhalb weniger Jahre zu einer Halbglatze. Mit fünfundvierzig hatte ich nur noch am Hinterkopf und an den Schläfen etwas Haar – vorn und in der Mitte wuchs nichts mehr.

Als ich dann mehr über die TCM erfuhr und ein tieferes Verständnis des menschlichen Körpers gewann, dämmerte mir allmählich, was hinter meinem Haarausfall steckte. Ich änderte meine Lebensweise und wandte verschiedene Heilmethoden an, aber es dauerte viele Jahre, bis der Haarausfall aufhörte und das Haar schließlich an einigen kahlen Stellen nachzuwachsen begann. Den Haarausfall anzuhalten war deutlich einfacher, als das Haar an kahlen Stellen wieder zum Wachsen zu bringen. Das sollten vor allem Menschen wissen, bei denen der Haarausfall gerade erst anfängt; in diesem Stadium ist das Problem noch relativ leicht mit den beschriebenen Mitteln zu lösen.

Ich führe meinen Haarausfall auf zwei Dinge zurück: Das einzelne Haar ist bei mir sehr dünn, die Kopfhaut dagegen dick. Durchschnittlich sind Kopfhaare 0,05 bis 0,15 Millimeter dick. Während meiner Studienzeit habe ich mein Haar einmal mit einer Messschraube gemessen und stellte einen Wert von zwischen 0,05 und 0,06 Millimetern fest, er lag also im untersten Bereich der durchschnittlichen Haardicke.

Die TCM schreibt dünne Haare einer Schwäche des Nierensystems zu und nimmt an, dass es sich um eine erbliche

Veranlagung handelt. Im chinesischen Sprachraum sagt man: »Nieren-Qi ist vorgeburtliches Qi.« Qi bedeutet so viel wie Energie, und wenn man mit diesem Ausdruck ein bestimmtes Organsystem beschreibt, ist dessen Gesamtzustand gemeint. Der Zustand des Nierensystems steht demnach schon vor der Geburt fest. Darüber hinaus können jedoch auch schlechte Angewohnheiten wie etwa das späte Zubettgehen oder Erschöpfung die Nieren schwächen. Bei mir lagen erbliche Gründe vor, und außerdem ging ich immer spät ins Bett, in der Studienzeit kaum je vor Mitternacht. Das schwächte meine Körperenergie und belastete mein Nierensystem noch zusätzlich. Dazu kamen dann noch die extrem dünnen Haarfasern.

Der zweite Grund lag in meiner dicken Kopfhaut. Etliche Meridiane laufen hier entlang, darunter der Gallenblasen- und der Blasenmeridian. Wenn über die Kopfhaut Kälte-Qi aufgenommen wird, verringert sich die Fließgeschwindigkeit in diesen Meridianen, und die entstehende Stauung führt mit der Zeit zu einer Verdickung der Kopfhaut. Eine verdickte Kopfhaut behindert jedoch das Haarwachstum.

Kälte-Qi wird über die Kopfhaut aufgenommen, wenn man den Kopf bei äußerer Kälte nicht ausreichend schützt. Das kann schon der Fall sein, wenn Sie das Haar nach dem Waschen nicht föhnen. Gerade Männer neigen dazu, das Haar einfach an der Luft trocknen zu lassen, und ich pflegte es in jüngeren Jahren auch so zu halten. Wenn man das regelmäßig macht, bildet sich unter der Kopfhaut gern eine mehr oder weniger dicke Fettschicht. Um das zu prüfen, können Sie mit zwei Fingern auf Ihr Schädeldach drücken. Verdickte Kopfhaut fühlt sich so an, als läge zwischen Haut und Schädelknochen eine Gelschicht, während man bei normaler Kopfhaut direkt den Knochen unter der Haut fühlt. Eine verdickte Kopfhaut zeigt an, dass die Meridiane in diesem Bereich gestaut sind. Unter diesen Voraussetzungen ist die Nährstoffaufnahme über die Haarfollikel oder Haarbälge beeinträchtigt. Mit der Zeit büßen die Haarbälge ihre Funktionsfähigkeit zunehmend ein, sodass sie die Haarfasern nicht mehr halten können.

Ich stellte mich auf eine gesündere Lebensweise um, und nachdem ich mein Haar ein Jahr lang regelmäßig gekämmt hatte, wurde meine Kopfhaut deutlich dünner, an manchen kahlen Stellen wuchs sogar das Haar wieder nach. Ich denke nicht, dass ich je wieder die Haarfülle der Jugend haben werde, aber mein Haar ist heute erheblich dichter als noch mit fünfzig.

Wie ich aus eigener Erfahrung weiß und auch bei anderen gesehen habe, die meine Methode des Kämmens, der Rückenmassage und der gesunden Lebensweise ausprobierten, ist es viel leichter, den Haarausfall einzudämmen, als an kahlen Stellen wieder Haar wachsen zu lassen. Wer gerade erst den einsetzenden Haarausfall bei sich bemerkt, kann mit Besserung innerhalb von Wochen rechnen, wenn er oder sie sich regelmäßig das Haar kämmt und einfache Vorsichtsmaßnahmen wie das Föhnen nach der Kopfwäsche beachtet.

Gutes Kauen

sollte die Grundlage

jeder Diät zum Abnehmen sein.

Alex Wu

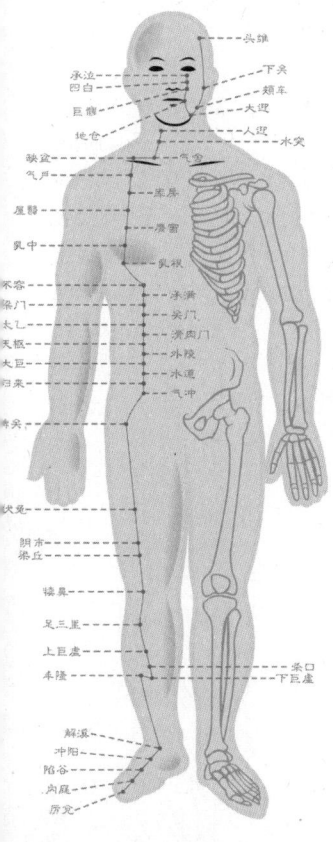

5
Adipositas – Fettleibigkeit

Nach neueren Angaben der Ernährungs- und Landwirtschaftsorganisation der Vereinten Nationen sind die USA das Land mit der zweithöchsten Fettleibigkeitsrate – übertroffen nur von Mexiko (siehe Tab. 1).

Tab. 1: Der Anteil der stark übergewichtigen Erwachsenen in ausgewählten Ländern (Stand 2013; Quelle: www.fao.org)

Rang	Land	Prozentsatz
1	Mexiko	32,8
2	USA	31,8
3	Syrien	31,6
4	Venezuela	30,8
5	Libyen	30,8
6	Trinidad & Tobago	30,0
7	Vanuatu	29,8
8	Irak	29,4
9	Argentinien	29,4
10	Türkei	29,3

Vielfach führt man das Problem der starken Übergewichtigkeit in den USA auf Bewegungsarmut und die Vorliebe für Fast Food zurück, aber aus der Sicht der TCM ist nicht schwer zu erkennen, weshalb Amerikaner mehr zu Übergewicht neigen als die Menschen in den meisten anderen Ländern. Interessanterweise befindet sich unter den oberen dreißig Ländern auf der Übergewichtsskala kein einziges ostasiatisches Land wie China, Korea, Japan, Taiwan, Vietnam, die Mongolei, Malaysia oder Singapur. Hier sind die Menschen auch nicht besonders körperlich aktiv oder dem Fast Food abgeneigt, aber es bestehen kulturelle Gepflogenheiten, die sie weniger zu Übergewicht neigen lassen. Doch bevor wir hier Vergleiche ziehen, wollen wir zuerst einmal betrachten, wo die TCM die Ursachen der Fettleibigkeit sieht.

Der Zusammenhang zwischen Übergewicht und Herz-Kreislauf-Erkrankungen ist wohlbekannt und gilt auch im öffentlichen Bewusstsein als erwiesene Tatsache. Ursache und Wirkung werden allerdings in der chinesischen Medizin und in der westlichen Medizin vollkommen unterschiedlich gesehen. In der westlichen Medizin gilt, dass starkes Übergewicht das Risiko der Herzkrankheiten erhöht. In der TCM ist es genau umgekehrt: Wer herzkrank ist, wird viel leichter übergewichtig als andere. Hier verursacht Übergewicht nicht Herzkrankheiten, sondern Herzkrankheiten sind die Ursache für Übergewicht.

Der Grund für diese unterschiedlichen Ansichten liegt in der Art – aber auch dem Zeitpunkt – der Herzdiagnostik. Eine der am häufigsten verwendeten Diagnosetechniken der TCM ist die Pulsdiagnose. Beim Tasten des Pulses entdecken TCM-Ärzte Herzstörungen viel früher, als es meist bei westlichen Untersuchungsmethoden der Fall ist. Nicht dass die Pulsdiagnose genauer oder zuverlässiger wäre als ein Elektrokardiogramm (EKG) oder Echokardiogramm beziehungsweise Ultraschallkardiogramm (UKG), aber sie wird in der allgemeinen TCM-Diagnostik viel häufiger praktiziert, sodass Herzstörungen meist deutlich früher erkannt werden. Sehr zuverlässig ist die Pulsdiagnose beispielsweise bei der Entdeckung eines Perikardergusses (Flüssigkeitsansammlung im Herzbeutel), der hier oft so früh erkannt wird, dass die Patienten noch nicht einmal entsprechende Symptome wie Kurzatmigkeit und Herzrasen zeigen. In der modernen Medizin wird der Zustand meist beim Abhorchen der Herztöne entdeckt. Dann hat der Patient jedoch in der Regel bereits Symptome, sonst würde die Untersuchung ja gar nicht stattfinden. Natürlich ist die Störung auch im EKG oder UKG zu erkennen. Dieser Unterschied des Zeitpunkts einer Herzdiagnose betrifft auch verschiedene andere Herzkrankheiten. Da ein guter TCM-Arzt Herzstörungen erkennt, bevor sie Beschwerden machen, werden solche Störungen in der TCM früher erkannt als in der modernen Medizin.

Betrachten wir jetzt unter diesem Gesichtspunkt noch einmal den Zusammenhang zwischen Übergewicht und Herzkrankheiten. Da Herzstörungen in der TCM alles in allem früher erkannt werden, bekommt ein TCM-Arzt Menschen zu sehen, bei denen die Herzerkrankung noch im Frühstadium ist. Bei solchen Patienten stellt sich oft zunehmendes Übergewicht ein, und die TCM schließt folglich auf einen Zusammenhang; und da sich das Übergewicht später einstellt, nimmt man an, dass es die Folge der Herzkrankheit ist und nicht umgekehrt. In der modernen Medizin dagegen werden Herzkrankheiten durchschnittlich später festgestellt, wenn die Patienten bereits deutlich übergewichtig sind, und so nimmt man an, das Übergewicht sei die Ursache der Herzkrankheit.

Um den Zusammenhang zwischen Herzkrankheiten und Übergewicht noch genauer zu verstehen, müssen wir uns vor Augen führen, was in den beiden medizinischen Systemen als Ursache der Fettleibigkeit gesehen wird. Für die moderne Medizin geht es hier einfach um eine Energiebilanz: Wenn weniger Energie verbraucht als aufgenommen wird, setzt der Körper Fett an. Energie ist einfach der Brennwert der mit der Nahrung aufgenommenen Kalorien, und der Energieverbrauch setzt sich aus körperlichen Aktivitäten wie Atmung, Verdauung, Sport und so weiter zusammen. Wenn mehr Energie aufgenommen als verbraucht wird, muss der Überschuss als Fett eingelagert werden.

Auch in der TCM ist bekannt, dass die Menschen zunehmen, wenn sie mehr essen, als sie verbrauchen, aber hier wird etwas anderes als der wichtigste Faktor betrachtet, nämlich wie effektiv der Körper die Energie einzusetzen und Überflüssiges auszuscheiden vermag. Hierbei sind etliche Einflussgrößen zu berücksichtigen. Da es zu Übergewicht kommt, wenn die Energieverwertung und Ausscheidung nicht mehr richtig funktioniert, konzentriert sich die TCM auf die Wiederherstellung und Verbesserung dieser Funktionen.

Sehen wir uns jetzt an, wie Übergewicht in der TCM behandelt wird. Die Therapie hat zwei Hauptbestandteile: die Funktionsfähigkeit von Herz und Milz wiederherstellen und die Fließeigenschaften in den Meridianen verbessern.

Herz und Milz
als Ursachen für Übergewicht

In der TCM ist das Herz das wichtigste Organ des Körpers. Unter den fünf Haupt- oder Zang-Organen Herz, Leber, Milz, Lunge und Nieren nimmt es die Führungsrolle ein. Es pumpt das Blut, und das ist entscheidend für die Funktionsfähigkeit der übrigen vier Hauptorgane.

Die Milz ist in der TCM von großer Bedeutung für den Flüssigkeitstransport und das Immunsystem. Der Flüssigkeitstransport ist entscheidend wichtig für die Schlackenausscheidung des Körpers. Wenn das Milzsystem überlastet oder nicht ganz funktionstüchtig ist, verlangsamen sich die Ausscheidungsprozesse, sodass sich überall im Körper Schlacken ansammeln und als überschüssiges Fett bemerkbar machen können. Zu Überlastung der Milz kommt es, wenn das Immunsystem unter ständiger hoher Beanspruchung steht, wie es bei längeren Entzündungen im Körper der Fall sein kann. Zu solchen Infektionen kann es durch Ernährungsfehler wie dem Verzehr von rohem Fisch oder Rindfleisch kommen, die oft mit Parasiten belastet sind. Der häufige Verzehr solcher Nahrung kann zu immer wieder neuem Parasitenbefall führen, der schließlich das Immunsystem überlastet. Bei Frauen können auch gynäkologische Infektionen – wie beispielsweise durch unzureichende Geburtsnachsorge – diesen Schwächezustand des Milzsystems herbeiführen.

Die Funktionsfähigkeit des Milzsystems wirkt sich nun über den Herzbeutel auf die des Herzens aus. Der Herzbeutel umgibt als doppelwandige Hülle das Herz. Eine

Flüssigkeitsschicht zwischen Herzbeutel und Herz dient einerseits als Dämpfung und andererseits als Gleitmedium, in dem sich das Herz frei bewegen kann. Ist das Milzsystem aufgrund von Infektionen oder niedriger Körperenergie überlastet, kann es dem Flüssigkeitstransport nicht mehr ausreichend dienen, sodass es zu einer Zunahme der Herzbeutelflüssigkeit kommt. Zu viel Flüssigkeit schränkt jedoch die Flexibilität des Herzbeutels ein, was sich negativ auf die Pumpleistung des Herzens auswirkt. Damit aber wird, wie wir gesehen haben, auch die Funktionsfähigkeit der übrigen vier Hauptorgane eingeschränkt, und es entsteht ein Teufelskreis: Die verminderte Herzleistung schränkt den Flüssigkeitstransport durch die Milz ein, was dann wieder die Herzbeutelflüssigkeit zunehmen und die Herzleistung noch weiter abnehmen lässt.

Wenn sich diese Abwärtsspirale fortsetzt, nimmt der betroffene Mensch immer weiter zu, da der Körper sein überschüssiges Wasser nicht mehr in ausreichendem Maße ausscheiden kann. Da auch die Herzfunktion immer weiter eingeschränkt wird, bekommen die Betroffenen Herzbeschwerden wie Herzstolpern, Pulsrasen oder Bluthochdruck. Wenn man jetzt zum Arzt geht und sich untersuchen lässt, werden wahrscheinlich alle möglichen Herzstörungen festgestellt – und wahrscheinlich auf das Übergewicht zurückgeführt. Folgen wir jedoch der TCM, haben die Herzprobleme tatsächlich vor dem Einsetzen der Fettleibigkeit begonnen.

Was die Milz schwächt

Da wir jetzt den Zusammenhang zwischen Milzschwäche und Herzstörungen kennen, wollen wir uns einmal ansehen, welche alltäglichen Einflüsse hier beteiligt sein können.

Ernährungsfehler

Besonders häufig treten Infektionen im Verdauungstrakt auf, verursacht durch bestimmte Nahrungsmittel und die Art, wie wir essen. Da wir meist Ernährungsgewohnheiten haben, die nicht leicht zu ändern sind, können solche Infektionen chronisch werden.

Meist entstehen Infektionen durch rohe Nahrungsmittel, vor allem Fleisch und Fisch. Bei Fischen ist Parasitenbefall sehr häufig, weshalb bei ungekochtem Fisch immer das Risiko einer Parasiteninfektion besteht. Bei Speisen mit rohem Fisch wie Sushi oder Sashimi werden zwar besondere Vorkehrungen getroffen, aber hier sind die Risiken trotzdem höher als bei erhitztem Fisch. Will man das Risiko ausschalten, muss der Fisch für mindestens eine Woche bei minus 20 Grad tiefgekühlt werden. Viele private Küchen sind dafür nicht eingerichtet, und so bleibt der Verzehr von rohem Fisch eine riskante Sache. Zu ähnlichen Infektionen kann es durch nicht erhitztes Schweinefleisch, Geflügel, Rindfleisch und andere Fleischsorten kommen.

Solche Infektionen sind nicht unbedingt mit auffälligen

Symptomen verbunden, aber das Immunsystem des Betroffenen muss sich trotzdem mit den Keimen oder Parasiten auseinandersetzen. Man bemerkt also die Folgen des Verzehrs unsauberer Nahrung nicht unbedingt, aber der Körper nimmt trotzdem Schaden. Wenn das Immunsystem mit solchen Pathogenen zu kämpfen hat, kann das Milzsystem überfordert sein, und es kommt zu dem oben beschriebenen Teufelskreis.

Neben rohen Nahrungsmitteln ist die Speichelübertragung eine häufige Ursache von Infektionen. Im Mund von Erwachsenen können sich 500 bis 1000 verschiedene Bakterienarten angesiedelt haben, bei jedem Menschen eine für ihn typische Zusammenstellung. Die genau gleiche Bakterienbesiedelung der Mundhöhle bei zwei Menschen ist äußerst unwahrscheinlich. Kommt es jetzt zu direktem Speichelkontakt, kann eine gegenseitige Ansteckung entstehen, die zu Infektionen führt. Zu solchen Übertragungen kommt es bei gemeinsamen Mahlzeiten, bei denen man auch schon mal das Besteck oder die Essstäbchen eines anderen benutzt. Bei chinesischen Essen in Gesellschaft ist es durchaus üblich, dass man alle Gerichte gemeinschaftlich verzehrt. Jeder langt mit seinen Stäbchen in die Schüssel, um sich auf seinen Teller oder in seine Schale zu laden, was man gerade möchte.

Keimübertragungen mit dem Speichel sind vor allem für Kinder gefährlich, da sie viel weniger Bakterien im Mund haben als Erwachsene und Speichelkontakt deshalb ernste Folgen haben kann. Deshalb wird empfohlen, den Kindern eigenes Geschirr und Besteck zu geben, und die Eltern sind angehalten, jeden unnötigen Speichelkontakt zu vermeiden.

Gynäkologische Infektionen

Bei Frauen geht eine besondere Belastung des Milzsystems von Infektionen der Fortpflanzungsorgane aus, insbesondere von Scheiden-, Gebärmutterhals- und Gebärmutterentzündungen. Da solche Entzündungen wiederholt auftreten können, kann es bei betroffenen Frauen zu einer Schädigung des Milzsystems kommen. Neben der Hygiene kommt es hier besonders auf ausreichenden Schlaf und gute Ernährung an. Das erhöht die Körperenergie und stärkt das Immunsystem, sodass sich der Körper leichter von solchen Infektionen erholt beziehungsweise besser in der Lage ist, sie abzuwehren.

Geburtsnachsorge

Die Methoden der Geburtsnachsorge in Nordamerika und dem chinesischen Kulturkreis sind sehr unterschiedlich. Generell wird in Nordamerika viel weniger Wert auf diese Nachsorge gelegt. Wenn wir das unter TCM-Gesichtspunkten betrachten, zeigt sich gleich, welche langfristigen Schädigungen das mit sich bringen kann und wie leicht sie zu Übergewicht führen.

Eine Geburt verlangt der Frau sehr viel ab. Bei einer normalen Geburt und erst recht bei einem Kaiserschnitt kommt es zu Verletzungen und erheblichem Blutverlust. Deshalb müssen Frauen ihren Körper nach einer Geburt sehr gut pflegen. Er braucht Zeit und eine schöne Umgebung, um sich erholen zu können. Da der Körper in dieser Zeit eine Menge Heilungsarbeit zu leisten hat, steht auch das Milzsystem unter starkem Stress. Deshalb wird Frauen viel Ruhe empfohlen, sie sollen sich gut ernähren, eine gesunde Lebensweise pflegen und Stress möglichst weitgehend meiden. Geschieht das nicht, kann das Milzsystem Schaden leiden und mit ihm das Nierensystem. Beide sind wichtig für Abbau und Ausscheidung von Stoffwechselrückständen. Die Milz steuert den Flüssigkeitshaushalt und damit den Abtransport der Schlacken, die schließlich in den Nieren ausgefiltert und mit dem Harn ausgeschieden werden. Ist eines dieser beiden Systeme nicht mehr voll funktionsfähig, stört das die gesamte Ausscheidung von Stoffwechselschlacken, und dadurch kann es zu Übergewicht kommen. Solche Schädigungen sind nicht immer gleich zu erkennen, aber spätestens mit dem Einsetzen der Wechseljahre werden sie sichtbar. Laut TCM ist es demnach so, dass Frauen nach der Menopause zunehmen, wenn sie keine ausreichende Geburtsnachsorge hatten, wodurch Milz- und Nierensystem nur noch eingeschränkt funktionsfähig sind, sodass die Ausscheidung von Stoffwechselschlacken nicht mehr reibungslos funktioniert.

Im chinesischen Kulturkreis wird den Frauen nach einer Geburt eine einmonatige Ruhezeit zugestanden. In dieser Zeit gelten bestimmte Regeln für Ernährung und Lebensumfeld, damit sich die Frau nach einer Geburt richtig erholen kann. Die Einzelheiten dieser chinesischen Form der Geburtsnachsorge finden Sie im Internet. Nehmen Sie sich Zeit, um sich mit diesen sehr wirkungsvollen Methoden zu befassen.

Eiswasser als Ursache für Übergewicht

Übergewicht durch Eiswasser? Das ist schwer zu verstehen und schwer zu glauben, wenn man keine Kenntnisse der Traditionellen Chinesischen Medizin besitzt. Wenn ich in Gesellschaft davon anfange, bekomme ich immer erst einmal zu hören, das sei unmöglich, schließlich enthalte Wasser doch keinerlei Kalorien. Es stimmt natürlich, dass Eiswasser kalorienfrei ist, aber es zu trinken ist noch einmal etwas anderes.

Für die Ausleitung von Körperschlacken kommt es, wie wir gesehen haben, auf ein gut funktionierendes Herz- und Milzsystem an. Störungen in einem dieser Systeme haben negative Folgen, die zu Übergewicht führen. Durch das Trinken von Eiswasser kann es nun unter bestimmten Umständen zu Störungen des Herzsystems kommen. Viele erfrischen sich gern mit einem Glas eiskalten Wassers, wenn es draußen heiß ist oder wenn sie sich sportlich betätigt haben. Es kann tatsächlich bei Erhitzung ein Genuss sein und kühlt den Körper so schön ab. Es bringt aber eine versteckte Gefahr für das Herz mit sich, und um das zu verstehen, müssen wir uns erst einmal anschauen, wie unser Körper mit Hitze umgeht.

Der Körper braucht, um richtig funktionieren zu können, eine bestimmte Temperatur, die nur geringe Abweichungen erlaubt. Ist die Außentemperatur niedriger als die Körpertemperatur, strahlt der Körper Wärme ab. Je geringer der Temperaturunterschied wirkt, desto geringer die Abstrahlung von Körperwärme in die Umgebung. Die Wärmeabstrahlung des Körpers verlangt, dass mehr Blut aus dem

Körperinneren in hautnahe Bereiche geleitet wird. Kühlung wird darüber hinaus durch Schweiß und dessen Verdunstung bewirkt. Das verdunstende Wasser trägt Wärme vom Körper weg in die Umgebung. Schweiß kostet den Körper aber auch Natrium, Kalium und andere wichtige Mineralstoffe, und dadurch kann ein chemisches Ungleichgewicht entstehen. Um dem entgegenzuwirken, muss das Herz schneller pumpen, da jetzt Hormone freigesetzt werden, die dem Körper erlauben, sein Wasser und seine Mineralstoffe festzuhalten.

Das Herz spielt eine zentrale Rolle bei diesem Kühlungsprozess, der den Körper vor Überhitzung bewahrt. Wer nach anstrengendem Training eisgekühltes Wasser trinkt, stört das körpereigene Kühlsystem ganz empfindlich. Sobald das kalte Wasser in den Mund gelangt, empfängt das Gehirn das falsche Signal, der Körper sei bereits kühl genug und brauche keine aktive Kühlung mehr. Folglich bricht der Körper seine eigenen Kühlungsbemühungen ab, schadet jedoch damit dem Herzen, das jetzt keine ausreichende Kühlung erhält.

Gut kauen

Übergewicht ist in vielen Ländern zum Problem geworden, und zur Abhilfe konzentriert man sich auf Ernährung und Bewegung, aber selten wird etwas über den Vorgang des Essens selbst gesagt. Sicher, die Wahl der richtigen Nahrungsmittel ist wichtig, aber das langsame Essen und gute

Kauen steht dem in nichts nach. Der Körper braucht eine ganze Reihe wichtiger Nährstoffe, die er aus der zugeführten Nahrung gewinnt, aber der bloße Verzehr allein genügt nicht. Wie gut unser Körper die Nahrung aufschließen kann, hängt davon ab, wie wir essen.

Denken wir uns zwei Menschen von ähnlichem Körpertyp. Wenn sie die gleiche Nahrung verzehren, aber einer der beiden sie besser verwertet, wird er weniger essen müssen, um die gleiche Nährstoffausbeute zu erreichen. Jetzt müssen wir, um zu einer wirklich gesunden Ernährung zu kommen, nur noch wissen, wie diese Nährstoffausbeute zu erhöhen ist.

Die Gewinnung von Nährstoffen aus der zugeführten Nahrung geschieht vor allem im Dünndarm. Nicht richtig verdaute und damit nicht richtig aufgeschlossene Nahrung kann nicht durch die Darmwand in den Körper gelangen. Wenn wir unsere Speisen jedoch gut kauen, kann sie im Magen ganz fein zerlegt werden. Außerdem regt das Kauen die Bildung von Gallenflüssigkeit an, die für die Fettverdauung wichtig ist. Galle wird ständig in der Leber gebildet und in der Galle gespeichert und konzentriert, bevor sie beim Essen in den Zwölffingerdarm geleitet wird. Von den Fließeigenschaften im Gallenblasenmeridian hängt es nun ab, wie effektiv die Gallenblase arbeitet. Ist dieser Meridian gestaut, kommt auch der Gallenfluss ins Stocken. Wenn wir den Verlauf des Gallenblasenmeridians betrachten, zeigt sich, dass er durch den Wangenbereich geht. Beim Kauen massieren unsere Gesichtsmuskeln diesen Meridian und verbessern dadurch den Flüssigkeitstransport in ihm. Daher: Wenn wir unsere Nahrung gut kauen, kann die Galle ungehindert fließen.

Ich empfehle Ihnen, jeden Bissen mindestens zwanzig Mal zu kauen, bevor Sie schlucken. Wenn wir uns das zur Gewohnheit machen, verbessern wir die Verwertung unserer Nahrung durch feinere Zerkleinerung und durch Förderung des Gallenflusses. Gute Verdauung steigert die Verwertung unserer Nahrung, da mehr Nährstoffe über die Darmwand aufgenommen werden können. Der Körper kann dann selbst bei weniger Nahrungszufuhr genügend Nährstoffe gewinnen, der Appetit geht von selbst zurück, und die Kalorienaufnahme lässt sich leichter beschränken. Gutes Kauen sollte die Grundlage jeder Diät zum Abnehmen sein.

Massagen
zur täglichen Anwendung:
einfach und für
jedermann geeignet.

Alex Wu

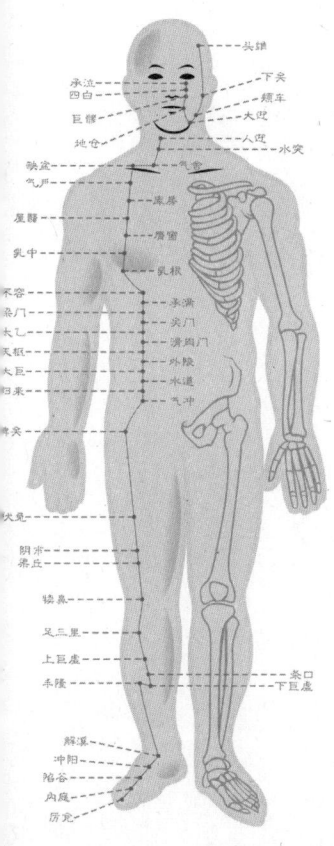

6

Tägliche Massagen

Um den Flüssigkeitsstrom in den Meridianen zu verbessern und die Körperenergie zu stärken, habe ich eine Reihe von Massagen zur täglichen Anwendung entwickelt. Sie sind einfach und für jedermann geeignet, auch ohne spezielle Kenntnisse über Massagetechnik.

Das Haar kämmen

Das Kämmen des Haars als Gesundheitsvorsorge ist in China seit Jahrhunderten bekannt. Im alten China verwendeten die Frauen dazu einen Kamm, der »Bie« genannt wurde. Statt das Haar zu waschen, kämmten sie es mit Ölen; Erkältungen waren nämlich damals durchaus gefährlich, vor allem für die ärmere Bevölkerung. Nahrungsknappheit und spärliche Heizmöglichkeiten erschwerten die Genesung ganz erheblich und machten die Menschen anfällig für Folgekrankheiten. Die Frauen trafen alle möglichen Vorkehrungen, dass sie sich gar nicht erst erkälteten, und das geschah im Winter nur allzu leicht, wenn man sich die Haare wusch oder färbte. Deshalb wurde das Haar zur Reinigung mit Osmanthus-Öl (*Osmanthus fragrans*, »Süße Duftblüte« oder »Duftolive«) gekämmt. Die TCM-Ärzte jener Zeit fanden heraus, dass das Kämmen nicht nur dem Haar selbst guttat, sondern auch die Fließeigenschaften in den über den Kopf verlaufenden Meridianen verbesserte. Es war also nicht nur eine Hygienemaßnahme, sondern zugleich Gesundheitsvorsorge.

Etliche wichtige Meridiane verlaufen über das Schädeldach; in der Kopfmitte zum Beispiel der Du-Meridian, neben ihm der Blasenmeridian und seitlich am Kopf der Gallenblasenmeridian. Am behaarten Kopf ist die Massage mit den Händen recht umständlich, und da bietet ein Kamm die Möglichkeit, diese Gebiete sanft in Richtung der Meridiane zu massieren.

Wichtig ist, dass wir einen geeigneten Kamm für diese Massage verwenden, der fest und doch sanft sein soll. Die Zinken dürfen nicht spitz sein, damit sie die Kopfhaut nicht verletzen. Kämmen Sie also entlang dieser fünf Meridiane (Du-Meridian sowie die beiden Blasen- und Gallenblasenmeridiane), und zwar in Richtung ihres Verlaufs. Sie haben alle die gleiche Richtung, nämlich von der Kopfvorderseite nach hinten. Kämmen Sie Ihr Haar immer nur in dieser Richtung, nie andersherum. Kämmen Sie jeden Meridian hundert Mal, sodass Sie insgesamt fünfhundert Kämmstriche machen. Um das Kämmen noch angenehmer zu machen und den Kamm leichter gleiten zu lassen, können Sie reine Pflanzenöle oder auch Kräuteröle ohne jegliche Chemie anwenden.

Die Blasenmeridiane beginnen an zwei »Jingming« genannten Punkten an den inneren Augenwinkeln. Setzen

Sie den Kamm gleich über den Augen an, und ziehen Sie ihn über die Stirn hoch. Diese Massage tut besonders gut, wenn Sie an hohem Augeninnendruck oder grünem Star leiden. Die Gallenblasenmeridiane verlaufen seitlich am Kopf. Fangen Sie auch hier in der Gegend neben den Augen an, um den Kamm dann nach hinten zu führen – mit ätherischen Ölen und jeweils hundert Mal.

Ich empfehle die Kämm-Massage zu zweit, da es leichter ist, jemand anderem das Haar zu kämmen. Der ganze Ablauf dauert nicht länger als zehn bis fünfzehn Minuten und soll zur täglichen Übung werden.

Rückenmassage

Das Kämmen kann man auch allein machen, aber zur Rückenmassage braucht man eine zweite Person. Wie schon mehrfach erwähnt, ist der Blasenmeridian einer der wichtigsten Meridiane für ein gesundes Leben nach TCM-Gesichtspunkten, da er die Entschlackungsprozesse über alle anderen Meridiane reguliert. Wenn wir die Fließeigenschaften im Blasenmeridian verbessern, entsteht auch in allen anderen Meridianen ein gesunder Flüssigkeitsstrom. Der Hauptteil des Blasenmeridians verläuft über den Rücken, weshalb die Rückenmassage den Durchfluss in diesem Meridian verbessern kann.

Vor der Massage untersuchen wir den Rücken auf Verhärtungen und Knoten. Knoten deuten auf blockierte Meridiane hin. Wenn wir Knoten finden und sie mit der

Meridiankarte abgleichen, finden wir heraus, in welchen Organen Störungen vorliegen. Eine Verhärtung am Meridianpunkt »Ganshu« beispielsweise könnte anzeigen, dass mit der Leber etwas nicht stimmt. Ein Knoten in der Nähe des Meridianpunktes »Xinshu« könnte bedeuten, dass das Herz betroffen ist. Durch tägliche Rückenmassage verschwinden solche Knoten normalerweise mit der Zeit.

Für diese Massage sind gute Heilpflanzenöle sehr empfehlenswert. In Apotheken mit TCM-Abteilung finden Sie eine ganze Reihe von Ölen, die den Flüssigkeitsstrom in den Meridianen und insgesamt die Durchblutung verbessern. Die Anwendung solcher Öle ist empfehlenswert, aber wenn die Beschaffung Mühe macht, ist jedes Pflanzenöl geeignet, das die Haut gleitfähiger macht. Wir massieren mit den Händen oder verwenden Hilfsmittel wie das hier abgebildete beliebte Gua-Sha-Holz.

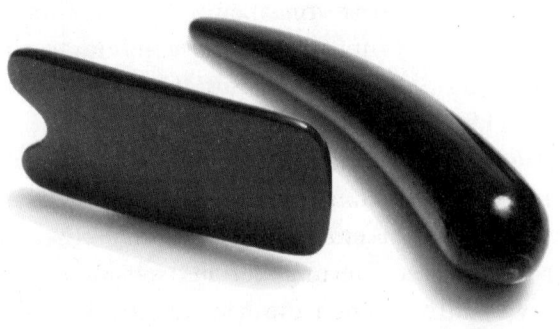

Abb. 9: Das Gua-Sha-Holz

Die Rückenmassage besteht aus drei Hauptteilen: Schultermassage, Du-Meridian-Massage und Blasenmeridian-Massage. Die zu massierende Person liegt in Bauchlage, der oder die Ausführende steht am Kopfende. Der Empfänger der Massage rückt zuerst so weit in Richtung Kopfende der Liege, bis der Kopf über den Rand ragt. Jetzt werden die Schultern massiert. Reiben Sie das Gebiet zuerst mit Öl ein, um die Haut nicht unnötig zu strapazieren. Allerdings ist es normal und erwünscht, dass sich die Haut bei der Massage rötet – ein Zeichen für verbesserte Durchblutung. Massieren Sie beide Schultern mit je dreißig Strichen von der Halsmitte bis zu den Schultern.

Jetzt lassen Sie Ihren »Patienten« tiefer rutschen, damit der Kopf bequem liegt. Reiben Sie die Rückenmitte um die Wirbelsäule vom Hals abwärts bis zum Steißbein mit Öl ein. Massiert wird unbedingt immer von oben nach unten, also entsprechend des Meridianverlaufs. Auch hier wieder dreißig Mal. Zur Massage der Blasenmeridiane reiben Sie die Zonen wieder zuerst von oben nach unten mit Öl ein. Massieren Sie beiderseits dreißig Mal von oben nach unten. Rötet sich dieses Gebiet bei der Massage, können Sie es noch ein wenig weiter massieren.

Die gesamte Rückenmassage dauert etwa zehn Minuten. Bei täglicher Anwendung werden Sie nach zwei bis drei Monaten deutliche Veränderungen spüren. Sehr häufig stellt man eine Reduzierung der Fettschicht am Rücken fest. Menschen, bei denen die Meridianflüssigkeit stockt, setzen oft am Rücken Fett an, und wenn man hier die Durchblutung sowie den Durchfluss in den Meridianen verbessert, wird dieses Fett abgebaut. Auch das Hautbild klärt sich, Mitesser und Pickel gehen zurück. All das ist auf effektivere Entschlackung durch Verbesserung der Flüssigkeitsleitung im Blasenmeridian zurückzuführen.

Viele chronische Krankheiten wie Hautstörungen, Asthma, chronische Verstopfung, manche Formen der Fettleibigkeit und andere entstehen laut TCM durch ein nicht ausreichend aktives Entschlackungssystem des Körpers. Mit dieser Massage lassen sich bei täglicher Anwendung solche Krankheiten erfolgreich behandeln.

Massage des Herzbeutelmeridians

Der Herzbeutel- oder Perikardmeridian verläuft entlang der Innenseite der Arme. Nachdem Sie das Gebiet eingeölt haben, verwenden Sie zur Massage den Daumen: Sie beginnen am Oberarm beim Meridianpunkt »Tianquan« und massieren bis zum Ende des Mittelfingers, an beiden Armen je zehn bis zwanzig Mal. Die Haut kann sich dabei an den massierten Stellen röten. Das deutet auf eine Meridianblockade hin, die sich aber mit der Zeit geben wird, wenn die Flüssigkeit in den Meridianen wieder besser fließt.

Diese Massage wirkt bei Herzsymptomen bessernd, die durch zu viel Flüssigkeit im Herzbeutel entstehen. Diese Flüssigkeit wirkt, wie wir gesehen haben, als Gleitmittel zwischen Herz und Herzbeutelwand und sichert die freie Beweglichkeit des Herzens. Nimmt diese Flüssigkeit jedoch zu stark zu, wird die Herztätigkeit stattdessen behindert. Dann kann es zu Herzklopfen, Kurzatmigkeit, Herzstolpern und Schwindel kommen. Zu einer Zunahme der

Herzbeutelflüssigkeit kommt es vor allem dann, wenn der Körper mit einer Krankheit kämpft oder mit größeren Selbstheilungsmaßnahmen beschäftigt ist. Durch die Massage des Herzbeutelmeridians kann der Körper die überschüssige Flüssigkeit besser ableiten, was schließlich auch die reguläre Herzfunktion wiederherstellt.

Weitere hilfreiche Massagen

Neben den drei täglichen Massagen gibt es weitere, die ebenfalls täglich oder in bestimmten Situationen angewendet werden können.

Lungenmeridian: Der Lungenmeridian verläuft in der Nähe des Herzbeutelmeridians. Im Anschluss an die Massage des Herzbeutelmeridians können Sie den Lungenmeridian vom Ellbogen bis zu den Fingerspitzen massieren. Massieren Sie ohne viel Druck fünfzehn bis zwanzig Mal. Das verbessert die Lungenfunktion und ist besonders bei Erkältungen wohltuend. Sehr hilfreich auch bei Hauterkrankungen aller Art.

Gallenblasenmeridian: Dieser Meridian verläuft an der Außenseite der Oberschenkel. Die Massage verbessert die Funktion der Gallenblase und damit indirekt die Nährstoffaufnahme. Massieren Sie mit der beim Lungenmeridian angewandten Technik zwanzig Mal an der Außenseite der Oberschenkel entlang. Sie können zusätzlich auch mit der locker geballten Faust über dieses Gebiet streichen.

Seit dem Erscheinen der chinesischen Fassung meines Buches ist die Massage des Gallenblasenmeridians im chinesischen Sprachraum immer beliebter geworden. Sie eignet sich für alle Altersstufen und kann täglich angewandt werden.

Sanjiaomeridian: Der Sanjiao verläuft an der Außenseite der Arme, direkt gegenüber dem Herzbeutelmeridian. Unterteilen Sie die gesamte Strecke in zwei Teilabschnitte: von der Schulter zum Ellbogen und vom Ellbogen zu den Fingerspitzen. Der obere Teil wird wie beim Lungenmeridian mit den Knöcheln massiert, der untere mit den Daumen wie beim Herzbeutelmeridian. Die Sanjiao-Massage wirkt wohltuend bei Schulter- und Nackensteife.

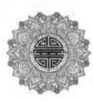

Ich träume
zeit meines Lebens davon,
die Diagnose- und
Behandlungsverfahren
der chinesischen Medizin
zu modernisieren.

Alex Wu

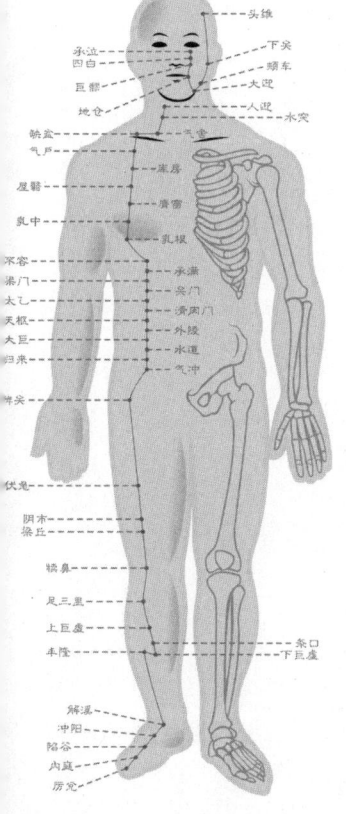

7

Die Zukunft
der chinesischen Medizin

Im Laufe der letzten beiden Jahrzehnte wurden insbesondere auf dem chinesischen Festland Anstrengungen zur Verknüpfung von chinesischer und westlicher Medizin unternommen. »Die Verschmelzung von Ost und West«, wie das Schlagwort lautet, hat dazu geführt, dass westlich ausgerichtete Kliniken in China zunehmend die chinesische Medizin einbeziehen. Diagnosen werden hier nach westlichen Maßstäben gestellt, doch dann wendet man eher chinesische Heilpflanzen und andere TCM-Methoden (wie Schröpfen, Akupunktur und Massage) als westliche Behandlungsformen an.

Dieser Ansatz hat zwar die chinesische Medizin wieder populärer gemacht, doch die Verbindung der beiden Systeme schafft auch Probleme und schwächt die Wirksamkeit der TCM-Behandlungsformen ab. Das liegt vor allem an den unterschiedlichen diagnostischen Auffassungen und Verfahren. Die chinesische Medizin geht von einer engen Verflechtung aller Organe des Körpers aus, und gerade die Betrachtung der Beziehungen zwischen den Organen, insbesondere den Zang- und Fu-Organen, erlaubt uns die

Bestimmung der genauen Ursachen einer Krankheit. Danach kann ein Behandlungsplan aufgestellt werden, der die Ursachen des Problems bereinigt und nicht nur die Symptome vorübergehend lindert. Alles in allem sind die Ergebnisse der Kooperation enttäuschend, weil die westliche Medizin eher auf Symptombehandlung aus ist und weniger auf die Ursachen zielt.

Betrachten wir als Beispiel einen Patienten, der unter hohem Arbeitsdruck steht und jetzt ein Magengeschwür mit entsprechenden Schmerzen hat. In einer westlich orientierten Klinik oder Praxis wird man ihm Medikamente dagegen verschreiben. Geht er aber in ein Krankenhaus der sogenannten neuen chinesischen Medizin, in der westliche Diagnostik mit chinesischen Behandlungsformen verbunden wird, bekommt er statt der westlichen Magenmedikamente Kräuterarzneien und andere TCM-Behandlungen. Ein Arzt der chinesischen Medizin, der seine Diagnosen nach den Grundsätzen der TCM stellt, wird hier ganz anders vorgehen.

Klar ist zunächst, dass das Magengeschwür etwas mit Arbeitsüberlastung zu tun hat. Druck wird in der TCM als pathogener Faktor ähnlich dem Ärger gesehen und der Leber zugeordnet. Weiterhin bedient man sich in der TCM gern der Fünf-Elemente-Lehre, die die Wechselwirkungen zwischen den Zang- und Fu-Organen beschreibt, als diagnostischem Hilfsmittel. Wenn eines der Elemente, beispielsweise Metall, belastet ist, geht davon eine schädliche Wirkung auf das entsprechende Element (in diesem Fall Holz) aus. Vom Holz geht diese Wirkung auf das Element Erde über, von der Erde auf das Wasser, vom Wasser auf das Feuer, vom Feuer auf das Metall und vom Metall wieder auf das Holz – und so entsteht ein Kreislauf. Eine Störung der dem Holz-Element zugeordneten Leber wirkt sich negativ auf den Magen aus, der dem Element Erde zugeordnet ist. Anhand der Fünf-Elemente-Lehre kann der TCM-Arzt die Beziehung der beiden Organe Leber und Magen erkennen und eine Diagnose und dann einen Heilungsplan erstellen, der die Beeinträchtigung der Leber bereinigt, sodass schließlich auch die Magensymptome abklingen können.

Kurzum, TCM-Behandlungen müssen von einer TCM-Diagnose abgeleitet sein. Bei unserem gestressten Magenpatienten führt die kunstgerechte TCM-Diagnose zu einer Behandlung der Leber und nicht des Magens. Wo westliche Diagnostik zusammen mit TCM-Behandlungen praktiziert werden, wird man den Magen zu behandeln versuchen und damit zwangsläufig nur Teilerfolge erzielen.

Eine wirklich sinnvolle Verknüpfung der beiden Ansätze muss zunächst einmal die Stärken und Schwächen beider erkennen. Die Stärke der TCM liegt in der systemischen Betrachtung der Körperorgane und der Fähigkeit, die Beziehungen zwischen ihnen zu betrachten, um den wahren Ursprung einer Krankheit zu erkennen. Ihre Schwäche liegt in ihren diagnostischen Verfahren, die nicht quantifizierbar sind und der Subjektivität viel Raum lassen. Es kommt häufig vor, dass verschiedene TCM-Ärzte beim gleichen Krankheitsfall zu unterschiedlichen Diagnosen kommen. Und da keine quantitativen Daten erhoben werden können, ist keine quantitative Datenanalyse möglich, sodass wir kein wirklich genaues Bild von der Wirksamkeit einer Behandlung bekommen. Die Stärke der westlichen Medizin liegt in ihren exakten Diagnoseverfahren. Die sollten zwar, wie angemerkt, nicht mit TCM-Behandlungen kombiniert werden, aber ihre Ergebnisse sind immerhin objektiv und reproduzierbar, und auf diesem Gebiet muss die TCM-Diagnostik noch besser werden.

Elektronische Meridiandiagnose

1951 entwickelte der japanische Arzt Yoshio Nakatani eine diagnostische Methode für das Meridiansystem, bei welcher der Hautwiderstand an vierundzwanzig Meridianpunkten (den »Yuan-Punkten«) an Hand- und Fußgelenken gemessen wird. Aus den an diesen Punkten elektronisch gewonnenen Werten leitete er ein System von Diagnose- und Behandlungsmethoden ab. In Jahrzehnten der weiteren Forschung und klinischen Erprobung konnte Nakatani nachweisen, dass die so gestellten Diagnosen denen entsprachen, zu denen man mit herkömmlichen TCM-Verfahren wie Pulsnahme und Zungenbegutachtung kommt. Die von ihm »Ryodoraku« genannte Methode hat sich weltweit zu einem beliebten Instrument von Akupunkteuren und TCM-Praktizierenden entwickelt.

Sicher ist Ryodoraku durch seine Genauigkeit und Objektivität ein revolutionärer neuer Ansatz in der TCM, hat aber auch bestimmte durch seine Anlage bedingte Schwächen, vor allem weil der Hautwiderstand wechselnden Umwelteinflüssen unterliegt und schwankt: Bei hoher Luftfeuchtigkeit ergeben sich andere Werte als in trockener Atmosphäre. Auch die Temperatur spielt eine Rolle, da sich die Leitfähigkeit der Haut ändert, wenn man schwitzt. Darüber hinaus kann man Ryodoraku nicht in kurzen Abständen wiederholen. Um die elektrische Leitfähigkeit an den Meridianpunkten zu messen, schickt man Strom durch das Messgebiet. Dadurch ändert sich hier die Polarität der Haut, und man kann die Messung erst wiederholen, wenn sich die Polarität normalisiert hat. Ryodoraku eignet sich also nicht, wenn man Veränderungen während einer Behandlung durch wiederholte Messung verfolgen möchte.

Im Jahr 2006 hat ein Forscherteam in Taiwan auf der Basis von Nakatanis Ryodoraku eine neue Methode der elektronischen Meridiandiagnose entwickelt. Hier wird nicht der Hautwiderstand gemessen, sondern die minimale körpereigene Elektrizität. Nach Jahren des Forschens und Experimentierens kann man jetzt mit der neuen Methode, die »Meridian-Monitoring-System« genannt wird, ähnliche Resultate erzielen wie mit Ryodoraku, während die Beschränkungen des ursprünglichen Systems weitgehend ausgeschaltet sind. Und da die Messungen mit dem neuen System in rascher Folge wiederholbar sind, werden jetzt auch Echtzeit-Serienmessungen möglich. So entstand nach weiterer sechs Jahren der Entwicklung das Echtzeit-Meridian-Monitoring-System, ein technischer Durchbruch, der revolutionäre Veränderungen in der TCM-Diagnostik einleitete. Das System steht für die Zukunft der modernen TCM.

Mit dem Meridian-Monitor kann der TCM-Praktizierende den derzeitigen Zustand der zwölf Meridiane eines Patienten genau erfassen. Nach einer gewissen Einarbeitungszeit lässt sich mit diesem System genauer bestimmen, welche Behandlungsansätze bei einem bestimmten

Patienten angezeigt sind. Wichtig ist auch, dass die gewonnenen Daten quantifizierbar sind und so in der Gemeinschaft der TCM-Praktizierenden analysiert und weiter erörtert werden können. Das erweitert nicht nur den Kenntnisstand auf dem Gebiet der TCM-Diagnostik, sondern kann auch die Treffsicherheit und Wirksamkeit der TCM-Behandlung steigern. Warum das so ist, zeigt uns ein Blick in die Geschichte der TCM und ihrer Praxis.

Qigong und Akupunktur

Qigong, die Kunst der Erzeugung und Beherrschung von Qi-Energie, existiert in China seit Jahrtausenden. Das *Huangdi Neijing (Kanon des Gelben Kaisers über Innere Medizin),* einer der wichtigsten Texte der TCM, stellt die Übungen des Qigong dar und beschreibt darüber hinaus, was der freie Fluss des Qi für den Körper bedeutet. Auch Laozi (alte Schreibweise Laotse), der Autor des *Tao Te Ching* und Begründer des Taoismus (oder Daoismus), spricht in seinen Schriften immer wieder über Qi.

Die Qigong-Praxis hat schon immer zum chinesischen Leben gehört und war in früheren Zeiten vor allem für TCM-Praktizierende von Bedeutung. Bekannt ist auch, dass viele berühmte TCM-Meister der Geschichte Qigong geübt haben, und manche fanden sogar Möglichkeiten, das Qigong zu Heilzwecken einzusetzen. Auf Hua Tuo, einen der berühmtesten TCM-Ärzte aller Zeiten, geht das Wuqinxi oder »Die Übung der fünf Tiere« als Qigong-

Methode für die Gesundheit der inneren Organe zurück. Qigong ist inzwischen schon lange ein fester Bestandteil der TCM und entscheidend für die Wirksamkeit ihrer Behandlungsmethoden.

In weit zurückliegenden Zeiten musste ein angehender Akupunkteur Qigong üben, bevor er den Umgang mit den Nadeln erlernte. Wenn er Patienten mit der Nadel behandelte, musste er sein Qi durch den Meridianpunkt in den Körper des Patienten leiten können. Dieses Qi nimmt dann seinen Weg entlang des betreffenden Meridians und kann so verschiedene Stellen im Körper erreichen. So erklärt sich, dass man über bestimmte Meridianpunkte Organe erreichen kann, die sich nicht in der Nähe dieser Punkte befinden.

Leider üben die meisten modernen Akupunkteure kein Qigong mehr. Deshalb entfaltet die Akupunktur heute längst nicht mehr die Wirksamkeit, die sie einmal hatte. Die damals angewandten Methoden der Akupunktur haben heute nicht mehr die Wirkungen, die in alten Aufzeichnungen beschrieben werden. Damals wurde aber nicht übertrieben, sondern die Anwender der Akupunktur sind heute einfach nicht mehr so gut. Heute wird die Akupunktur überwiegend nur noch gegen Schmerzen und Muskelverspannungen eingesetzt. Bei chronischen Krankheiten versucht man es kaum noch mit Akupunktur, weil die Wirkungen einfach nicht überzeugend sind. Da ist es ein Glück, dass wir heute über die Meridian-Qi-Behandlung verfügen, die die frühere Wirksamkeit der Akupunktur wiederherstellen kann. Für die Meridian-Qi-Therapie wird mit speziellen Halbleiterscheiben Qi erzeugt und mittels eines zwölfseitigen Kristalls zu einem Strahl gebündelt. Richtet man diesen Qi-Strahl auf Meridianpunkte, ändern sich die Verhältnisse im zugehörigen Meridian, und diese Wirkungen kann man mittels des Meridian-Monitors verfolgen und verifizieren. Diese Möglichkeit, Veränderungen in den Meridianen während einer Behandlung zu beobachten, ist besonders für medizinische Forschungseinrichtungen interessant.

Der Meridian-Monitor, der Echtzeit-Meridian-Monitor und die Meridian-Qi-Behandlung sind im Laufe der letzten zehn Jahre zur Marktreife entwickelt worden. Wenn immer mehr TCM-Praktizierende die Geräte anwenden, wird man in der Zukunft weitaus mehr Patientendaten erfassen und sammeln können. Ich träume zeit meines Lebens davon, die Diagnose- und Behandlungsverfahren der chinesischen Medizin zu modernisieren. Mit dem Meridian-Monitor und der Meridian-Qi-Behandlung, denke ich, wird die TCM eines Tages objektive, evidenzbasierte Ergebnisse vorweisen können.

In Zukunft
werden wir ganz anders
über Gesundheit denken.

Alex Wu

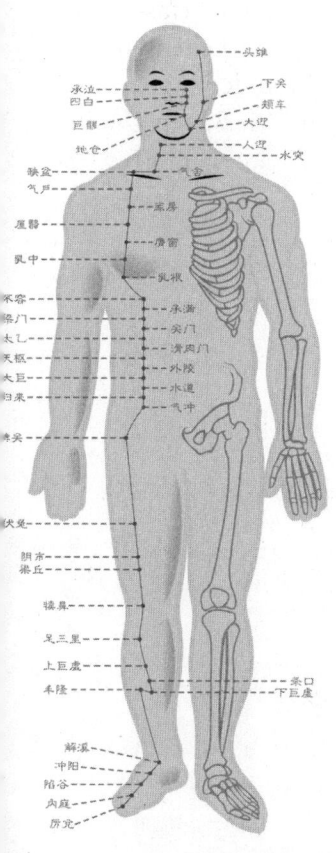

Zusammenfassung und Ausblick

Da die durchschnittliche Lebenserwartung in der Zukunft höchstwahrscheinlich noch steigen wird, ist zutreffendes Wissen über die Erhaltung unserer Gesundheit zunehmend wichtig für unsere Lebensqualität. Wenn Gesundheitsvorsorge und Gesundheitspflege nicht zeitaufwendig und schwierig bleiben sollen, brauchen wir einen systematischen Verständnisrahmen, und den kann uns die Traditionelle Chinesische Medizin bieten.

Mit ihrer Tiefe und Differenziertheit ist die TCM ihrer Zeit weit voraus. In der Zeit vor der modernen Computerwissenschaft wurde die TCM nach einem altüberlieferten System von Variablen gelehrt und eher auswendig gelernt als wirklich durchdrungen. Das trug der TCM den Ruf einer eher dunklen und mystischen Wissenschaft ein, auch wenn dieser Ruf der simplen Eleganz ihrer Logik nicht gerecht wird. Wenn wir den menschlichen Körper mit einem Computer vergleichen, sind Begriffe wie Blut und Qi oder auch Energiemanagement viel leichter zu verstehen. Die Körperenergie gehört zum Kernbestand der TCM, und es liegt nahe, sie mit elektrischem Strom und seiner Spannung zu vergleichen. Wenn Blut und Qi einmal entmystifiziert sind, können wir eine wirklich alles umfassende Diskussion über Selbstheilung führen.

Die Selbstheilungskraft des Körpers findet in der modernen Medizin kaum Beachtung, während sie in der TCM die Hauptrolle spielt. Der menschliche Körper ist intelligent und weiß oftmals sehr wohl, wie er sich unter den jeweils gegebenen Umständen am besten gesund erhält. Wenn wir wissen, wie das Selbstheilungssystem des Körpers funktioniert, können wir mit geringem Aufwand und der geringsten Zahl an Umwegen zu besserer Gesundheit finden.

Kommen wir noch einmal auf das Beispiel der Gicht zurück, um daran zu verdeutlichen, wie wir durch ein Verständnis der Bemühungen unseres Körpers vermeiden können, dass wir sein Selbstheilungssystem behindern. Die moderne Medizin fasst die Symptome der Gicht als Krankheit auf und setzt entzündungshemmende Medikamente ein. Das bessert zwar tatsächlich die Entzündungserscheinungen, aber die Ablagerungen von Harnsäurekristallen in Gelenken und Sehnen werden dadurch nicht beseitigt, sondern sie werden sogar immer weiter zunehmen, solange man dem Körper nicht Gelegenheit gibt, sie abzutragen und aufzulösen. Am Ende dieser Behandlung steht eine nicht mehr behandelbare chronische Krankheit.

Nach der Logik der TCM handelt es sich bei der Schwellung um eine Selbstheilungsreaktion, die auf die Auflösung und Ausschwemmung der Kristalle zielt. Wenn wir das erkennen und die Selbstheilung einfach nur begleiten, stärken wir die Konstitution des Körpers und bauen seine Energie auf. Damit die Kristalle nicht das umliegende Gewebe schädigen, soll der Patient die betroffenen Gelenke möglichst wenig bewegen. Dann ruht man einfach drei bis fünf Tage, bis die Schwellung abklingt und der Körper seinen Selbstheilungsprozess zu Ende geführt hat. Und damit sich die Harnsäurekristalle nicht erneut bilden und ablagern, werden in der TCM nun die ungünstigen Lebensgewohnheiten des Patienten betrachtet, zum Beispiel Schlafmangel, schlechte Ernährung und Stress. Hier lassen sich durchaus auch moderne Erkenntnisse über die richtige Ernährung einbinden. Jedenfalls ist die TCM deutlich erfolgreicher, wenn man sie mit dem unnötig belastenden und letztlich wirkungslosen Ansatz der modernen Medizin vergleicht.

Wenn alternative medizinische Ansätze immer beliebter werden, dann auch deshalb, weil das Selbstheilungssystem des Körpers so ungemein effektiv ist, wenn man es richtig nutzt. Die moderne Medizin ist in bestimmten Situationen, etwa bei Infektionen oder Verletzungen, unentbehrlich. Schwierigkeiten hat sie dagegen mit allen Krankheiten, die nicht so klar und einfach zuzuordnen sind. Gerade hier ist die TCM mit ihrem Zang-Fu-System anderen Ansätzen der alternativen Medizin überlegen.

Wenn wir ein komplexes System wie das Selbstheilungssystem des Körpers beschreiben möchten, bietet uns das Zang-Fu-System einen willkommenen methodischen Ansatz. Nach der simplen und eleganten Ordnung des Zang-Fu-Systems sind komplexe körperliche Probleme leichter zu durchschauen. Da zeigt sich dann auch, was der Körper beim Auftreten bestimmter Symptome und Beschwerden eigentlich bezweckt. Hier ist das Zang-Fu-System der TCM wirklich einzigartig. Ein einfaches, zugängliches System der Gesundheitspflege gibt uns die Möglichkeit, selbst für unsere Gesundheit zu sorgen. Leider ist es in unserem gegenwärtigen Gesundheitswesen so, dass allzu viel den Ärzten überlassen wird. Statt sich gegen die Bedrohungen unserer Gesundheit zu wehren, solange sie noch relativ harmlos sind, lassen wir ungesunden Gewohnheiten einfach ihren Lauf, bis sie unsere Gesundheit ernsthaft gefährden. Wüssten wir besser, wie unser Körper und sein Selbstheilungssystem funktionieren, würden wir uns sicher mehr für unsere eigene Gesundheit engagieren.

In der Zukunft sollten die Ärzte nicht mehr die Hauptrolle spielen; stattdessen ist mehr an eine Gesundheitserziehung zu denken, die nach dem Vorbild des Trainings im Fitnessstudio angelegt sein kann. Besondere Apps für unsere Smartphones und ähnliche Gerätschaften könnten dazu dienen, unsere gesundheitliche Verfassung besser im Auge zu haben. Solche Gesundheitstrainer könnten unsere persönlichen Berater werden, die unsere Gesundheitsvorsorge in die richtigen Bahnen lenken. Wir könnten uns dann allen Gesundheitsstörungen sofort zuwenden, bevor sich Komplikationen einstellen, und das würde uns nicht nur einiges an Schmerz und Leid ersparen, sondern auch die Kosten des Gesundheitswesens deutlich senken. Die durch ungesunde Lebensweise entstehenden massiven Gesundheitsprobleme sind unglaublich kostspielig. Viel günstiger wäre es, uns das richtige Gesundheitswissen anzueignen, damit es zu solchen Problemen gar nicht erst kommt. Für solch eine Zukunft werden wir zwei Ausrüstungsgegenstände benötigen, einen zur Messung der Körperenergie und den zweiten zur Messung der Meridiane.

Messung der Körperenergie

Bei jedem eigenständigen System gehört die Energie zu den wichtigsten Größen für die Beurteilung seines Gesamtzustands. Bei elektrischen oder elektronischen Geräten ist das vor allem die Stromzufuhr, im Auto die Tankanzeige. Werden hier nicht die richtigen Werte oder der korrekte Füllstand angezeigt, ist bald mit ernsten Ausfallserscheinungen zu rechnen.

In der TCM sind Blut und Qi solche Indikatoren. Zu geringe Energie gilt als Hauptursache für alle möglichen Krankheiten, einfach deshalb, weil das Selbstheilungssystem des Körpers bei ausreichender Energie effektiv arbeiten und die meisten dieser Probleme selbst bereinigen würde. Mit genügend Energie kann sich der Körper ständig um alle notwendigen »Wartungsarbeiten« kümmern, und wenn die Organe gut versorgt sind, lassen sich die allermeisten Krankheiten vermeiden. Deshalb wird es in der Zukunft darauf ankommen, den Energiezustand des Körpers laufend zu erfassen.

Der Energiezustand des Körpers spielt in der Diagnostik der modernen Medizin keine Rolle, dabei gibt es in Wirklichkeit einen Parameter, den wir mit Blut und Qi in der TCM vergleichen können, nämlich den sogenannten Grundumsatz (auch als basale Stoffwechselrate bezeichnet). Hier wird, während sich der Körper in völliger Ruhelage befindet, der Atemstrom des Probanden über einen definierten Zeitraum gemessen, sodass man am Ende das gesamte Atemvolumen kennt und daraus den Sauerstoffverbrauch und aus beiden Größen schließlich den Grundumsatz errechnen kann.

Ich kenne in Taiwan eine berühmte Ärztin, die sich auf Fortpflanzungsmedizin spezialisiert hat und bei allen ihren Patientinnen immer zuerst den Grundumsatz ermittelt. Alle Frauen, deren Werte nicht im Normalbereich liegen, werden zunächst nicht zur Behandlung angenommen. Sie bekommen Gesundheitsempfehlungen, an die sie sich für einige Monate halten müssen, bis sich ihr Grundumsatz normalisiert hat und die Behandlung beginnen kann. Damit erzielt diese Ärztin ganz erstaunliche Erfolge. Sie selbst sagt, es liege daran, dass sie Frauen, bei denen die Behandlung nicht anschlagen würde, erst einmal auf die Warteliste setzt. Dieses Vorgehen erspart den Frauen nicht nur erhebliche Kosten, sondern auch Enttäuschungen und Leiden.

Diese Ärztin wirkt viel jünger, als sie tatsächlich ist. Als ich sie dazu befragte, erhielt ich eine sehr interessante Antwort. Sie beobachtet ihre Patientinnen sehr genau, und zwar sowohl die Frauen, die nach der Behandlung irgendwann schwanger werden, als auch die anderen, bei denen es nicht zu einer Schwangerschaft kommt. Alle werden nach den Einzelheiten ihrer Lebensweise befragt, und die Ärztin übernimmt das, was sie von den Frauen erfährt, die ihre Empfängnisunfähigkeit überwanden. Was könnte näherliegen? Und die daraus abgeleiteten Empfehlungen sind sehr einfach: früh schlafen gehen und früh aufstehen, leichte Nahrung von unaufdringlichem Geschmack zu sich nehmen, sich ausreichend bewegen, eine positive innere Haltung wahren und Stress möglichst meiden. Das entspricht exakt dem Gesundheitskonzept der TCM.

Immer mehr wissenschaftliche Untersuchungen deuten darauf hin, dass unsere heutige Lebensweise ganz schlecht für unsere Gesundheit ist. Auch viele Ärzte reden ihren

Patienten zu, eine gesündere Lebensform zu finden. Hier fehlen aber die Instrumente, die ihnen erlauben würden, die Auswirkungen solcher Veränderungen direkt zu verfolgen. Hätten sie Prüfparameter, an denen die Auswirkungen einer gesunden beziehungsweise ungesunden Lebensweise direkt abzulesen wären, könnten sie ihre Patienten sicher viel leichter überzeugen.

Messung der Meridiane

Die traditionelle Methode, nach der TCM-Ärzte den Zustand der Meridiane beurteilen, ist die Pulsdiagnose. Dabei legt der Arzt drei Finger auf den Puls am Handgelenk und beurteilt das, was er da tasten kann, nach einer ganzen Reihe von Kriterien. Diese Diagnose gibt es seit Jahrtausenden, aber sie ist ganz und gar abhängig vom Können dessen, der sie anwendet. Leider ist sie auch sehr schwer zu erlernen, und bis man es zur Meisterschaft bringt, kann viel Zeit vergehen. Ein zweiter wesentlicher Nachteil liegt darin, dass man als Patient kaum beurteilen kann, ob jemand die Pulsdiagnose wirklich beherrscht oder nicht. Kein Wunder, dass der TCM-Diagnostik der Ruf der Pseudowissenschaftlichkeit anhaftet.

Im Laufe der Zeit hat man Geräte zu entwickeln versucht, die die Pulsdiagnose ersetzen sollten, aber es gibt bei der Abnahme und Auswertung elektrischer Signale der Haut so viele Variablen, dass sich die Konstruktion solcher Apparaturen unendlich knifflig gestaltet. Noch schwieriger wird es, wenn man aus den ohnehin schwachen Signalen auch noch Erkenntnisse über Zang und Fu gewinnen möchte.

Wie ich bereits berichtet habe, entdeckte der japanische Arzt Yoshio Nakatani 1951 eine Methode, den Zustand der zwölf Meridiane auf beiden Körperseiten über vierundzwanzig Meridianpunkte auf elektrischem Wege zu erfassen. Die Methode erwies sich als zuverlässig und präzise. Das Verfahren existiert nun schon über ein halbes Jahrhundert, hat verschiedene technische Umsetzungen erfahren und erfreut sich trotzdem keiner weiten Verbreitung. Dafür gibt es eine Reihe von Gründen:

- Bei jeder Anwendung müssen vierundzwanzig Punkte gemessen werden, eine komplizierte und zeitaufwendige Arbeit.
- Patienten verknüpfen ihre Beziehung zu TCM-Ärzten mit hohen Erwartungen. Beherrscht einer die Pulsdiagnose nicht, verlieren viele das Vertrauen.
- Wie schon erwähnt, erzeugt die Messung eine elektrische Polarisierung der Haut, die sich erst wieder normalisieren muss, bevor erneut gemessen werden kann. Es sind also keine Echtzeitmessungen wie beim EKG möglich. Das beschränkt die Leistungsfähigkeit des Systems und schränkt auch die Glaubwürdigkeit der Einzelmessungen ein.
- Die Messungen können durch allerlei Nebeneinflüsse wie Luftfeuchtigkeit, Hautfeuchtigkeit, Salzgehalt des Schweißes und so weiter verfälscht werden. Zusammen mit dem Umstand, dass man während einer Sitzung keine Messreihen anlegen kann, erschwert das die statistische Auswertung und Aussagekraft der Daten.

2011 entwickelte eine taiwanesische Firma eine neue Technik, mit der man den sehr schwachen Strom in den Meridianen direkt messen kann, ohne die Haut selbst unter Strom zu setzen und dadurch zu polarisieren. Mit diesem Verfahren kann man Messungen in rascher Folge vornehmen, und die genannten Störfaktoren wie Hautfeuchtigkeit und Salzgehalt spielen keine Rolle.

Als ich zum ersten Mal mit den Entwicklern dieser Firma sprach, gab ich die Anregung, nicht nur an einem Punkt, sondern an vierundzwanzig Punkten gleichzeitig zu messen (je zwei für jeden der zwölf paarigen Meridiane). Wenn man das Gerät bis zur Höhe eines Elektrokardiografen entwickelt, dachte ich, würde man sein Anwendungsspektrum erweitern und ihm einen Platz im modernen medizinischen Instrumentarium verschaffen. Nun lässt sich mit diesen Echtzeitmessungen zwar der aktuelle Zustand der Meridiane erfassen, nicht jedoch der langfristige Prozess, der eine Krankheit entstehen lässt. Mit anderen Worten: Für eine vollständige Diagnose sind solche Daten nicht ausreichend. Um die langfristige gesundheitliche Verfassung eines Patienten beurteilen und daraus auf die Ursache seiner Krankheit schließen zu können, braucht man unbedingt auch die übrigen diagnostischen Verfahren der TCM.

Datenanalyse spielt im Gesundheitsbereich eine immer größere Rolle, und da wäre das Zang-Fu-System der TCM eigentlich das perfekte Forschungsvorhaben, ein unglaublich weites und ergiebiges Feld, denken wir nur an jahreszeitliche Schwankungen unserer Körperenergie, die Unterschiede der Meridianmuster in den verschiedenen Altersgruppen oder die Energieverteilung und Meridianmuster bei chronischen Krankheiten. Diese Zeit, in der wir uns mit den Anwendungsmöglichkeiten der künstlichen Intelligenz befassen, ist das perfekte Umfeld für die Ausgestaltung der TCM nach wissenschaftlichen Maßstäben. Ich bin mir sicher, dass wir in nicht mehr ferner Zukunft ganz anders über Gesundheit denken werden.

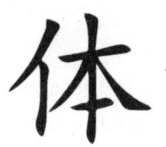

Über den Autor

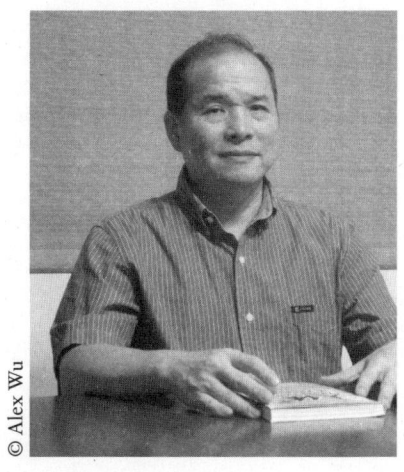

© Alex Wu

Alex Wu beschäftigt sich seit über zwanzig Jahren mit Traditioneller Chinesischer Medizin. Der studierte Computer-Ingenieur litt selbst unter mehreren chronischen Beschwerden, die er aber mithilfe von TCM erfolgreich in den Griff bekam. Dies löste sein Interesse an TCM aus. Sein intensives Studium der Konzepte der chinesischen Heilkunst legte den Grundstein für dieses Buch. Wu landete damit einen Bestseller in China.

Für weitere Informationen:
https://meritech.wixsite.com/manual